KELLY SINGULARIDADE

# VITILIGUE-SE

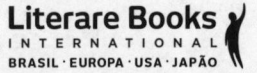

© LITERARE BOOKS INTERNATIONAL LTDA, 2022.
Todos os direitos desta edição são reservados à Literare Books International Ltda.

**PRESIDENTE**
Mauricio Sita

**VICE-PRESIDENTE**
Alessandra Ksenhuck

**DIRETORA EXECUTIVA**
Julyana Rosa

**DIRETORA DE PROJETOS**
Gleide Santos

**RELACIONAMENTO COM O CLIENTE**
Claudia Pires

**EDITOR**
Enrico Giglio de Oliveira

**ASSISTENTE EDITORIAL**
Luis Gustavo da Silva Barboza

**REVISÃO**
Ivani Rezende

**CAPA E DESIGNER EDITORIAL**
Lucas Yamauchi

**IMPRESSÃO**
Gráfica Paym

---

**Dados Internacionais de Catalogação na Publicação (CIP)**
**(eDOC BRASIL, Belo Horizonte/MG)**

S617v  Singularidade, Kelly.
Vitiligue-se: um verdadeiro manual de como vencer as adversidades e tocar o coração de milhares de pessoas (sem reclamar) / Kelly Singularidade. – São Paulo, SP: Literare Books International, 2022.
104 p. : 14 x 21 cm

ISBN 978-65-5922-273-5

1. Autoconhecimento. 2. Motivação. 3. Técnicas de autoajuda. I. Título.

CDD 158.1

Elaborado por Maurício Amormino Júnior – CRB6/2422

---

**LITERARE BOOKS INTERNATIONAL LTDA.**
Rua Antônio Augusto Covello, 472
Vila Mariana — São Paulo, SP. CEP 01550-060
+55 11 2659-0968 | www.literarebooks.com.br
contato@literarebooks.com.br

# SUMÁRIO

| | |
|---|---|
| DEDICATÓRIA | 5 |
| AGRADECIMENTO | 7 |
| MENSAGEM AO LEITOR | 9 |
| APRESENTAÇÃO | 11 |
| PREFÁCIO | 13 |
| A REVELEÇÃO | 15 |
| GATILHOS EMOCIONAIS ATIVADOS | 17 |
| LEMBRANÇAS DA INFÂNCIA | 18 |
| ESCASSEZ | 22 |
| A RUA ERA MEU LAR | 24 |
| SONHO MENTALIZADO | 25 |
| PRATIQUE A VISUALIZAÇÃO DOS SEUS DESEJOS | 26 |
| APRENDA E GARANTA A MERENDA | 27 |
| IDEIA DE GÊNIO | 30 |
| UMA OGRA DELICADA E SONHADORA | 31 |
| DEBUTEI E "DANCEI" COM O SAPO (NA GARGANTA) | 34 |
| O ESPORTE ME SALVOU | 37 |
| AJUDANDO A SALVAR VIDAS | 38 |

| | |
|---|---:|
| O SAPO VIROU PRÍNCIPE | 41 |
| TEVE FESTA | 45 |
| GRATIDÃO E PLANEJAMENTO DE VIDA | 46 |
| ELA CHEGOU | 48 |
| SE DER MEDO, VAI COM MEDO MESMO | 50 |
| A QUEDA | 54 |
| DIAS DE MONTANHA-RUSSA | 59 |
| CONSTRUINDO UM CONTEXTO | 61 |
| CONSTRUÇÃO DA AUTOESTIMA E DO AUTOCONHECIMENTO | 65 |
| AUTOCONFIANÇA E VALORES | 69 |
| SOBRE REALIZAR SONHOS | 71 |
| DESENVOLVIMENTO PESSOAL E INTELIGÊNCIA EMOCIONAL | 74 |
| RESSIGNIFICAÇÃO | 77 |
| MINHA SINGULARIDADE | 80 |
| ME TORNEI UMA *MINDSETTER* | 82 |
| VITIMIZE-SE MENOS | 84 |
| PRATIQUE A GRATIDÃO | 86 |
| TENHA MENTORES | 88 |
| AO MEU MENTOR E AUTOR DO PREFÁCIO DESTE LIVRO, DENIS CRUZ | 90 |
| À MINHA MÃE | 92 |
| O QUE APRENDI ATÉ AQUI... | 94 |
| POSFÁCIO | 97 |
| GALERIA DE FOTOS | 99 |

# DEDICATÓRIA

Dedico minhas memórias a todos os que mais fazem parte delas.

Ao meu marido, André, que, desde muito cedo, foi meu protetor, meu amigo, meu anjo da guarda. Tornou-se meu namorado, marido e confidente.

À minha filha, Nicolly, que foi planejada e veio ao mundo para mudar de vez a minha vida. Ela é exatamente como eu sonhei: uma menina linda, doce, meiga, carinhosa, generosa e temente a Deus.

Dedico também ao meu professor Serginho que, mesmo sem saber, contribuiu para que eu pudesse me alimentar e adquirir habilidades no esporte; mais tarde, me traria disciplina impedindo que eu tomasse caminhos errados.

Dedico ao meu pai que, diante das possibilidades e do jeito dele, me amou e me protegeu.

Dedico também à minha mãe, que me obrigou a crescer, que me permitiu ser livre ainda bem criança, que permitiu que eu errasse muito e não me criou cheia de crenças. À minha mãe que, diante da imaturidade e das opressões, tomou uma decisão que mudaria nossas vidas, é verdade, mas que fez de mim quem sou hoje.

E, principalmente, dedico ao meu Pai todo-poderoso, Deus, que sempre me protegeu dos males, que alimentou minha alma, meu corpo, marcou minha pele, me ensinou a liberar perdão, me honrou e me trouxe paz e abundância.

# AGRADECIMENTO

Agradeço ao mentor Ricardo Resstel, crucial no momento que titubeei na minha primeira palestra.

Estava no Espírito Santo, dentro do camarim, com a plateia cheia de gente. André suava frio, o que me deixava ainda mais tensa. Começou a me dar dor de cabeça, ânsia, tremor... As pernas bambeavam, e minha respiração ofegante como se eu tivesse corrido uma maratona. Mandei mensagem para o, até então, meu mentor Ricardo. Ele havia me ajudado a estruturar minha palestra e me encorajado a dar *start*. Mandei mensagem para ele, de dentro do camarim, falando: "Ricardo, estou desesperada! Tá chegando minha vez de palestrar. O que faço agora?". Ele, *expert* em liderança, adora resolver um problema. Logo me respondeu: "Kelly, você consegue! Toma sua posição de Mulher-Maravilha, respira 4 x 2, mentaliza e vai! Suba naquele palco, vire uma giganta, conte sua história e impacte vidas! Vá lá e faça, porque fui eu que te treinei". Uauu! Era tudo o que eu precisava ouvir. Fiz exatamente como ele falou, e foi linda a minha primeira experiência no palco como palestrante.

Ricardo, gratidão por ter me mentorado e me norteado quando eu estava perdida. Você é um ser humano incrível que a vida me trouxe.

Hoje somos amigos, e você ainda me presenteou com a Suzan.

Que você continue a fazer a diferença na vida de muitas pessoas!

Ricardo também é o escritor do posfácio deste livro.

Que Deus o abençoe sempre!

# MENSAGEM AO LEITOR

Este livro chegou a suas mãos como um instrumento que vai ajudá-lo a alcançar uma vida plena, sem mágoas e sem rancor. Revelo como consegui virar o "jogo" usando meu foco temporal, acessando meu passado, usando as ferramentas certas no presente para viver um futuro que idealizei com minha fé.

Estou certa de que, após a leitura, você viverá o melhor que Deus preparou para você e entenderá que o bem sempre vence. Sempre!

**Kelly Singularidade**

# APRESENTAÇÃO

Escrevi este livro para ajudar você a compreender que nada é para sempre, tudo muda e nós não somos donos do tempo.

Dediquei-me 100% em cada detalhe para que você entre nesta história real e de coragem.

# PREFÁCIO

Eu posso chamar este livro de "O resgate da desculpa", pois, simplesmente, Kelly vai colocar, entre a sua vida e a que você merece ter, o termômetro do merecimento. Tudo o que você viu e ouviu sobre vencer a batalha da vida, certamente ainda não presenciou.

O grande porém é: você está preparado para tudo isso?

Se você não vir que merece, ninguém verá por você.

Se você dá desculpas na vida, certamente não a viveu com intensidade (ainda).

Se você acha que o preconceito pode parar a sua vida ou fazê-lo menor, este livro vai quebrar qualquer rejeição na sua existência.

A impressão que o livro me causou é de euforia no coração.

Como é possível aprender tanto mesmo tendo vivido muita coisa até o momento?

E vai causar em você também uma explosão de emoções com uma mistura de resiliência, coragem e fé.

Seria um egoísmo contra você mesmo não ler este livro.

Certamente, ele foi desenhado e escrito pensando em você, mesmo que inconscientemente.

Aproveite para ter uma lição de vida, reiniciar toda a sua mentalidade de mediocridade e viver o verdadeiro extraordinário.

**Denis Cruz**

# A REVELEÇÃO

Certo dia, após um rotineiro desentendimento com a minha mãe, questionei meu pai:

— Pai, o que há entre mim e minha mãe que a impede de me amar? O que faz com que ela seja tão cruel comigo?

Meu pai, que também carregava muitas feridas e culpas, disse:

— Kelly, você está com 15 anos e, por mais que te doa, por mais que isso te faça sofrer, você precisa saber algo da sua vida que nunca te contei.

Pela minha cabeça, passavam milhões de coisas: que tinha sido adotada, encontrada na rua e muitas outras coisas que não consigo listar aqui.

Então, meu pai continuou:

— Kelly, sua mãe era muito nova quando engravidou de você, ela tinha sua idade hoje, 15 anos. Por conta dessa gravidez, tivemos que nos casar. Jovem, sua mãe não tinha maturidade para cuidar de um bebê e a vida era muito difícil. Eu trabalhava fora e você ficava com sua mãe em casa.

Meu pai contou que minha mãe não tinha paciência com meus choros. Um dia, eu, com muita dor de ouvido, chorei muito, e minha mãe, com os hormônios à flor da pele, me jogou fora.

Foi em um local, perto de um "barranco", próximo de casa. Ele contou que, ao voltar do trabalho por uma trilha, ouviu o choro de um bebê. Para a surpresa dele, era eu. Ele me apanhou nos braços e me levou para a casa da minha avó paterna, onde passei alguns dias longe da minha mãe.

A maior parte das meninas que se encontram em uma gestação precoce não estão preparadas emocionalmente para serem mães, por isso é comum o desenvolvimento de depressão, tanto durante a gravidez como no pós-parto. Pode ainda acontecer casos de baixa autoestima e problemas afetivos entre a mãe e o bebê.

O **desequilíbrio emocional** pode ser definido como aquelas alterações que temos no nosso humor, saindo facilmente de nosso controle na presença de situações ruins ou inesperadas. Geralmente, essas alterações estão ligadas às atividades rotineiras, que costumam sobrecarregar o indivíduo em algum momento.

Hoje, não acredito que minha mãe quis me fazer mal de forma consciente, ela deveria estar muito desiquilibrada emocionalmente. Afinal, buscar o equilíbrio emocional com 15 anos de idade e um bebê no colo era uma tarefa quase impossível no contexto em que minha mãe se encontrava.

# GATILHOS EMOCIONAIS ATIVADOS

Com essa revelação do meu pai, imediatamente veio a reação do meu cérebro ativando todos os gatilhos emocionais, me levando a uma loucura de sentimentos. Naquele momento, despertou em mim os piores deles: ódio, revolta, repúdio, rejeição, tristeza, impotência. Sentimentos que, mesmo com tudo o que eu já havia passado, desconhecia. Até aquele momento, eu ainda não contextualizava tudo o que acontecia em minha casa.

Quando falamos sobre gatilho emocional, nos referimos a uma resposta mental que envolve emoções, pensamentos e comportamentos mais específicos, conectados principalmente a experiências passadas.

Os gatilhos emocionais podem ser tanto negativos quanto positivos, mas necessariamente remetem a momentos que já aconteceram, no sentido de "reviver" aquilo.

Isso é assim, tão intenso, e nos acompanha ao longo da vida, porque acontece em um momento no qual ainda não temos recursos emocionais para lidar com certos fatos. Um exemplo disso, são as lembranças da infância. Quando somos crianças, como não entendemos muito o mundo em que vivemos, tudo parece muito maior do que deveria e até ameaçador.

Qualquer acontecimento nessa situação pode se tornar um trauma e ficar gravado em nosso subconsciente. Sem saber, lidamos com isso durante toda a nossa vida.

Então, comecei a enfrentar todos os monstros da minha vida naquele dia. Sem instrução alguma, sem referência, sem qualquer tipo de educação, sem proteção, me vi em um poço sem fundo e alimentei todo meu coração de raiva, mágoas e rancores. Criei uma autodefesa que me tornaria uma espécie de animal selvagem.

# LEMBRANÇAS DA INFÂNCIA

*1984, com meus 4 anos de idade*

Tenho em meu foco temporal lembranças claras sobre essa fase. Lembro-me claramente de brincar, vestindo uma jardineira cor bordô, sem camiseta, no quintal da casa onde morávamos: eu, minha mãe e meu pai.

Eu costumava brincar de fazer bolinhos de barro, que tinha no quintal, em panelinhas de plástico. Ainda decorava com flores e matinhos, que nasciam na porta de casa.

O pai da psicanálise, Freud, considera que só a partir do 6º ou 7º ano de vida nos tornamos capazes de reter memórias. Mas existem acontecimentos que causam profundas impressões no nosso cérebro. Na ocasião, passam despercebidos, porém as lembranças podem se manifestar conscientemente muito tempo depois, o que prova que determinado acontecimento impactou desde a sua ocorrência. Isso explica minhas lembranças entre 4 e 5 anos de idade.

Não há um momento sequer que eu me recorde de afetos, carinhos ou que me sentia especial aos meus pais. Pelo menos, nada que tenha sido impactante.

Quando não há afeto na relação familiar, é possível que o indivíduo se sinta solitário e abandonado. E isso pode ser apenas uma breve sensação ou se estender a um problema mais grave, como a depressão, que é comum acometer os familiares que mais sofrem com a falta do afeto.

## 1987, com meus 7 anos de idade

Morando em outra casa, também alugada, era época da boneca bebê da Estrela. Todas as minhas amiguinhas ganharam de presente de seus pais. E, claro, eu não!

Lembro-me de que elas se reuniam às tardes para brincar. A boneca era grande e vinha cheia de acessórios, como chupeta, mamadeira, sapatinhos, roupas etc. Como eu não tinha a boneca, não podia me juntar a elas. Mas estava tudo bem!

Desde muito criança, já encontrava solução para todos os meus "problemas". Eu não sabia nem tinha tempo para ser vitimista. Com radar sempre ligado, procurava um plano B. Se não houvesse esse plano, criava o meu.

Em momentos de crise, é comum as pessoas embrenharem-se no problema, quando o mais importante é focar na solução.

É quase certo que quem já passou por um problema perdeu mais tempo para descobrir os erros e os responsáveis do que para o solucioná-lo.

Muitas pessoas, em vez de se preocuparem com uma saída mais assertiva (a solução), focam nos erros ou nas falhas. Essa atitude pode levar a um padrão de pensamento ineficaz e repetitivo. Pode levar ao estresse, à ansiedade e, sobretudo, a um sentimento de impotência.

Para focar na solução, é necessário:

- ter consciência do que está acontecendo e da lição que pode tirar para que não seja repetido em outras situações;
- concentrar-se nos seus pontos fortes, não nas fraquezas e nas faltas;
- realçar desafios, oportunidades e ganhos, em vez de problemas, riscos e perdas;

- focar no presente e no futuro, optando por "o que eu posso fazer daqui para frente", em vez de "o que eu deveria ter feito".

Quando focamos na solução:

- entramos em ação, ou seja, conduzimos a nossa energia para a resolução do problema (diminuímos a preocupação);
- abraçamos uma postura proativa;
- começamos a acreditar mais na nossa capacidade de realizar;
- apresentamos atitude positiva perante a vida;
- resolvemos o problema de forma mais rápida e eficaz.

Como eu não podia brincar com as meninas, fui atrás dos meninos.

Porém, naquela época, não era comum essa junção de meninos e meninas. Então, foi para votação.

Eles votaram para decidir se eu poderia fazer parte da turminha masculina. Para minha sorte, havia um rapazinho de 7 anos que intercedeu por mim e deu o voto de minerva: "A Kelly fica! Ela pode fazer parte da nossa turma!". Então, me tornei a princesa do Clube do Bolinha.

Com eles, desenvolvi habilidades que tenho até hoje: jogar bolinhas de gude, fazer e soltar pipas (ao nível de envergar estirante, fazer rabiolas e passar cerol), sem contar as "capuchetas", que eu fazia com folhas de caderno para eles. Não demorou e eu já era a cabeça do grupo (espírito de liderança desde cedo).

A idade de 7 anos é geralmente considerada crítica ou de transição. Eu estava saindo da pré-escola, comecei a frequentar a escola e entrar em uma nova rotina. Agora, eu tinha que prestar atenção na aula, fazer lição de casa, ouvir o professor e participar de toda uma vida escolar. Isso me colocava a uma frágil psique sob um exame minucioso. Lembra como se sentiu quando teve que mudar de emprego ou ir para a universidade? Já é algo difícil e desesperador para um adulto passar por grandes mudanças, imagine para uma criança pequena, que até bem pouco tempo estava brincando com carrinhos no jardim de infância e tirando cochilos durante o dia.

Iniciava então a crise dos sete anos e a tomada de consciência de minhas preocupações.

Eu começa a descobrir meu mundo interior, compreendendo mais a mim mesma como indivíduo e assumindo minhas diferenças em relação às outras pessoas.

## *Descoberta do mundo exterior*

Por volta dos 7 anos de idade, eu passava, gradualmente, das ruas para atividades educativas. Eu me encontrava em novas situações e dominava novas formas de comportamento. Recém-saída da pré-escola, passava a me interessar em conversar com adultos e discutir assuntos "como uma adulta". Novas relações sociais em ambientes que não predominavam mais crianças pequenas, e eu já conseguia contextualizar assuntos ao meu redor sendo influenciada por adultos à minha volta.

Eu não ficava em casa, passava o dia todo na rua com os meninos entre as idas para a escola. Só entrava em casa para dormir, e olhe lá. Quando eu almoçava e/ou jantava, era na casa dos amigos.

Minha mãe nunca estava em casa, trabalhava o tempo todo. Quando não trabalhava, dormia ou saía para se divertir. Meu pai sentia "muita sede", estava sempre com um copo na mão ou ficava em bares até de madrugada.

# ESCASSEZ

Eu era livre. E essa liberdade também me obrigou a ser predadora. Em casa, era escassez total. NUNCA havia o que comer, havia dias que não tinha comida, água, luz nem gás. Os vizinhos sabiam dessa escassez e, sempre que eu ia à casa deles, me davam comida.

Eu era muito estrategista, sabia os horários das refeições na casa de cada vizinho. Era uma criança desprovida de timidez e já exalava personalidade atraente e cativante, logo chegava com a cara de pau para comer.

Pessoas de personalidade atraente não estão buscando a aprovação dos outros: a autoestima delas vem de dentro. Essas pessoas confiam em alguns hábitos e valores para manter seu ponto de vista positivo e não apenas para se dar bem com os outros.

Sempre fui bem tratada pelos vizinhos, me alimentavam e mandavam eu ir para casa.

Porém, nem todos os dias dava certo, muitas vezes eu perdia o *timing* e ficava sem refeição.

Roupas, sapatos e produtos de higiene também eram escassos em casa.

Nunca fui obrigada a qualquer ato de higiene comigo mesma também eram escassos em casa. Tomar banho, escovar dentes, pentear cabelos, cortar unhas... jamais! Acordava, vestia o que tinha e já ia para a rua.

Recordo-me até de uma situação engraçada de quando eu tinha 7 anos. Uma tia minha, irmã do meu pai, inventou que eu seria dama de honra, junto com o meu primo, no casamento da amiga dela. Eu não tinha calcinha para vestir, e minha tia colocou uma cueca do meu primo em mim. Quando estávamos no meio da igreja a caminho do altar com as alianças, a cueca caiu nos meus pés e eu não conseguia dar mais nenhum passo. Minha tia quase morreu de rir. Eu e meu primo ficamos estáticos no meio da igreja olhando para a cara da noiva.

# A RUA ERA MEU LAR

Morávamos em uma casa alugada e todos os meses, por causa de atraso no pagamento, o proprietário ia no portão cobrar, e meu pai não saía para atender. Lembro-me dos chutes que o homem dava no portão, bravo, querendo receber. Meu pai, já alterado, revidava lá de dentro com gritos.

Além do portão todo amassado, a porta de madeira pintada de verde era toda estourada de tanto chutes que meu pai dava de um lado, e o proprietário de outro.

Todos os meses essa cena era certa, e eu ficava desesperada.

Fora isso, tinha o fato de que meus pais, nos poucos momentos que estavam em casa, brigavam o tempo todo. Brigavam muito. Eu nunca soube os motivos, ou pelo menos, não compreendia, era criança.

Então, como uma forma de fuga, eu ficava na rua o dia todo e isso foi se tornando normal para mim e para eles. Se eu dormisse fora, estava tudo bem. Tipo pet que dorme na rua, mas uma hora volta para a casa, sabe?

# SONHO MENTALIZADO

Como eu era livre para fazer tudo na rua o tempo todo, também era livre para sonhar, e não havia ninguém para me dizer sobre o que eu podia ou não sonhar.

Então, um dia, aos 8 anos, na casa de um amigo, assisti a um filme que falava sobre nadar com golfinhos e fiquei encantada com aquilo. Jurei a mim mesma que um dia nadaria com golfinhos. Imagina! Não tinha o que comer, mas sonhava em nadar com golfinhos. Foi o primeiro grande sonho da minha vida.

Mentalizei esse sonho por anos. E nunca comentava com ninguém para que não rissem de mim.

Sonho com cheiro de maresia, sabor de sal, textura de borracha, olhar doce e cheio de dentes.

Minha mãe, sempre que podia, me desmotivava. Ela dizia que eu não seria ninguém, que não conquistaria nada. Ouvi isso dela por anos.

# PRATIQUE A VISUALIZAÇÃO DOS SEUS DESEJOS

Quando você visualiza o que quer, o sonho se torna realidade. Por isso, imagine o local onde você deseja estar ou como gostaria que sua vida fosse. Por exemplo, se você deseja visitar uma praia, imagine como você chegaria nela, pense no calor do sol, no seu corpo e na sensação de estar com os pés na areia. Você não apenas precisa imaginar a situação, mas sentir a concretização do seu desejo. Utilize os seus sentidos para aumentar o poder da sua mente e ela agirá a seu favor.

# APRENDA E GARANTA A MERENDA

Foi o que fiz aos 12 anos de idade.

No ensino fundamental, enfrentava mais uma escassez em minha vida. Era tempo de ser visionária, afinal, eu já era uma mocinha e já tinha mais noção do contexto das coisas.

Visto que em minha casa as coisas só pioravam, precisava criar as minhas oportunidades e estar preparada para as que chegariam.

Sempre digo que não basta estar na hora certa com pessoas certas se não estivermos preparados para receber a oportunidade. É melhor estar preparado para uma oportunidade e não ter nenhuma do que ter uma oportunidade e não estar preparado.

Entendi isso bem cedo, graças a Deus. Não deixava passar nada. Agarrava as chances com unhas e dentes.

Eu nunca faltava na escola. A princípio, confesso, não porque era uma estudiosa, eu queria mesmo era brincar na rua e nadar no rio, mas na escola tinha algo que me atraia muito. Muito mesmo!

A MERENDA!!!

Então, se eu quisesse me alimentar, tinha que frequentar a escola religiosamente, e era o que fazia. "pagava o preço".

Nessa época, estudava à tarde. Depois, fui para a noite.

Me recordo de que, ao entrar na escola, já tinha um lanche que normalmente era bolacha de maisena e leite gelado com groselha. Eu adorava. Comia sem limites e ia para a aula.

No intervalo, tinha a janta. Posso sentir até hoje o gosto da comida servida no pratinho azul de plástico: arroz com frango desfiado ao molho, ou macarrão, ou carne com batatas. Não me importava, queria mesmo era garantir a refeição que me faltava em casa.

Dentro da sala de aula, mais um detalhe, e não menos importante: eu não tinha material escolar.

Como sempre, colocava o cérebro para funcionar e achar uma solução. Eu encontrava solução para tudo. Focava só em resolver, nada de focar no problema.

Quando se foca no **problema**, você pode achar uma **solução**, mas essa solução pode gerar novos problemas. Mantendo esse **foco**, podemos criar uma cascata infinita de problemas. Quando você foca na solução do problema, pode resolvê-lo sem efeitos colaterais e ficar livre para dar atenção ao que interessa.

Então, tive a ideia de fazer uma "parceria" com meus colegas de classe. Só tinha um detalhe: eles não sabiam dessa parceria.

Quando tocava o sinal para o intervalo, todos saiam e eu ficava para executar o plano. Pegava "emprestado" uma folha de caderno de cada um dos meus colegas, de mesa em mesa, juntava as folhas, fazia dois furos e passava um barbante, para que não saíssem do lugar e bagunçasse a matéria que seria colocada nelas.

Havia um menino na sala de aula que tinha muito material escolar. Ele tinha, além dos cadernos, canetinhas hidrográficas, lápis de cor com muitas cores, lápis, borrachas, apontadores e até um estojo de madeira que era um sonho. Parecia o Kiko do Chaves, sabe? Tinha tudo do bom e do melhor e era exibido.

Desse coleguinha, eu pegava coisas a mais emprestado.

Quando voltavam do intervalo, todos percebiam que algo estava errado com seus materiais, pois eu não tomava o cuidado de esconder. Ninguém me falava nada. Não sei se era porque eu era bem brava, e até um pouco agressiva ("método de defesa" que desenvolvi sendo menina de rua), ou se era porque eles eram generosos mesmo. Eu não fazia por maldade, mas sim por sobrevivência.

Mas me lembro que o "Kiko" ficava bem bravo e me odiava. Ele me via usando as canetinhas dele e me olhava feio. Eu fingia que não era comigo. Afinal, tinha outras coisas para resolver, como garantir a refeição no período em que não estaria estudando.

Deus me livre de não entregar matéria por falta de material escolar e ser suspensa da escola. Como comeria?

Como garantir a refeição no período em que não estaria estudando?

Sim! Eu era uma predadora. Mas nunca, nunquinha fui vitimista!

Absolutamente ninguém sabia do que eu vivia.

O vitimismo é um poço de sentimentos negativos. Dele, surge a tendência para culpar os outros (o pai, a mãe, os irmãos, a sociedade, a vida, o mundo, o destino) e fazer deles os responsáveis pelas nossas mazelas. Dele, surgem as couraças de autodefesa que não nos permitem relaxar e viver de modo saudável nossa relação com os outros e com nós mesmos. Dele, vem a impressão sempre absurda e impossível de que não precisamos mudar. Os outros é que estão errados. Ele é a pior das cegueiras, pois destrói na pessoa a autocrítica, o discernimento e a capacidade de avaliação racional das situações.

Demônio de muitas faces, o vitimismo é mestre em matéria de distorção da realidade. Parente próximo da tristeza, quando ele possui uma pessoa, coloca diante de seus olhos um filtro cinza e opaco que o impede de apreciar – e se deleitar – com as cores do mundo.

Tanto que minha melhor amiga na escola era filha dos donos da panificadora mais bem conceituada da cidade, e eu nunca a deixei saber o que eu passava em casa. Ela veio a saber depois de adulta quando eu, em meio a uma organização que promovi de levar alimentos a moradores de rua no inverno, contei a ela.

# IDEIA DE GÊNIO

Então, para garantir a refeição no período que não estava estudando, tive uma ideia de gênio. Todas as salas do ensino fundamental tinham, uma vez por semana, aula de educação física. Então, cheguei no meu professor (Serginho) e disse:

— Professor, o que você acha de eu entrar todos os dias cedinho para ajudá-lo a carregar os materiais da aula, como bolas, montar a rede de vôlei, pegar os cones e posicioná-los na quadra, fazer a chamada?

Me ofereci para ser a assistente dele, já que era puxado com tantos alunos e todas essas coisas para fazer.

Ele disse:

— Mas, Kelly, as aulas de educação física começam às 7h da manhã. Você teria que acordar bem cedo para estar aqui!

Respondi:

— Meu sonho é acordar cedo para te ajudar. Deixa, por favor!

E ele deixou. Liberou minha entrada com a inspetora e, com isso, eu garantia mais um período de refeição. Ao entrar na escola às 6h40, havia café da manhã e, quando as aulas terminavam, 12h, tinha almoço. Falem se eu não era uma gênia.

Fiquei muito tempo fazendo isso. Então, algo mais aconteceu!

Adquiri habilidades no basquete. Cada vez mais me desenvolvendo. Com isso, fui para vários campeonatos e conheci muitas cidades viajando com os times. O que garantia as refeições dos finais de semana por estar nos clubes treinando e/ou jogando.

Minha eterna gratidão ao professor Serginho, que nunca soube disso, mas saberá agora por meio deste livro.

# UMA OGRA DELICADA E SONHADORA

Conforme ia crescendo, também ia alimentando outros desejos no coração e mentalizando no cérebro, como encontrar meu príncipe e me casar de véu e grinalda. Assistia a novelas nas casas dos amiguinhos e era de lá que eu tirava essas coisas. Mas eu mantinha uma imagem de ogra com a galera; jamais diria isso a eles.

Meu parâmetro de casamento era o das novelas, porque meu pai não era parâmetro de um homem exemplar em casa. Na minha casa não havia diálogos, assuntos sobre nada. Parecíamos pessoas estranhas vivendo em um abrigo. Não tinha esse lance de feliz aniversário, feliz páscoa, feliz natal. Era tudo na base da frieza mesmo. Jesus então... quem era Jesus na fila do pão lá em casa? Nunca havia ouvido falar. Não fazia a menor ideia de quem era. Ele sabia da minha existência, já eu fui conhecê-lo bem mais tarde.

Mesmo convivendo com tanta frieza, desprezo, maus-tratos, escassez, ainda assim eu era sonhadora, feliz da minha forma. Havia algo sobrenatural em minha vida que só mais tarde eu entenderia. E estava tudo bem!

Sempre tive personalidade atraente e isso me abria portas desde muito nova. Comunicativa e desprovida de timidez, essas eram minhas armas para o sucesso em adquirir o básico.

Sempre quis uma família diferente daquela. Eu queria uma família igual à dos meus amigos. Esse era o maior sonho que eu tinha. Eu desenhava na minha mente do jeitinho que eu queria. Desenhei até minha filha. Não tinha uma mãe presente, afetuosa e protetora, mas na minha imaginação eu seria uma mãe-leoa e presente.

Eu era uma ogra delicada e sonhadora.

Não existe momento mais gostoso do que reviver as lembranças da infância, dos nossos sonhos e das fantasias que criávamos quando crianças.

Quantas novelas, filmes e até desenhos animados! Sonhávamos em ser o empresário de sucesso, a mocinha que era disputada por dois amores ou se mudava para a cidade dos sonhos.

Ah! Era uma tristeza quando acabava e vinha uma enorme vontade de assistir àquelas deliciosas cenas novamente. Não podemos deixar que nossos sonhos fiquem na infância, precisamos fazer imergir tudo que há dentro de nós. Tanto as coisas materiais, como: casas, carros, lindas roupas; até mesmo aquele grande amor, com o qual sonhávamos e prometíamos que quando crescêssemos iríamos conquistá-lo.

Essa criança ainda existe dentro de você. Se já realizou vários desses objetivos, trace novas metas, não importa o tamanho dos seus sonhos.

Tenha objetivos claros, metas que você saberá que terá que alcançá-las passo a passo.

Quer lembrança mais gostosa do que o dia em que a professora entregava as provas? Era uma expectativa misturada com emoção, uma sensação incrível! Observe um pouco mais e perceberá que essas sensações ainda continuam acontecendo, porém de forma diferente. As emoções em várias situações são idênticas, como ser aprovado naquele teste para o novo emprego ou até mesmo quando fazemos uma prova para um concurso ou vestibular. Indiferente do momento que você vive, as provas hoje são seus desafios, seu crescimento pessoal e profissional, é preciso vencê-las diariamente.

Sonhos e objetivos precisam ser renovados diariamente, não podemos deixar que qualquer situação nos aflija. Tudo depende de nós. O tempo pode ser seu aliado, saiba utilizá-lo; caso contrário, um dia se arrependerá de não o ter vivido.

Sonhos não têm limites. Não tenha vergonha de sonhar e ser você mesmo, não perca essa essência tão rica que existe dentro de você.

Não deixe a negatividade influenciá-lo e afaste-se de pessoas que só sabem murmurar. Deixe aquela criança que sempre brincava e sonhava com uma vida próspera e bem-sucedida viver dentro de você. Alguém, com certeza, deve já ter feito a famosa pergunta: "o que você quer ser quando crescer?". Lembra o que respondeu? Foram várias respostas. Mesmo se você não tiver respondido, aposto que fez aquela carinha que já vem em nossa mente: quero ser várias coisas. Quando nos deparamos com as crianças e elas fazem o mesmo, voltamos no tempo.

Dentro de você existe uma criança sonhadora que quer várias coisas. O tempo foi passando, mas seus sonhos estão dentro de você pedindo para nunca deixá-los cair no esquecimento e para que não desista dos seus objetivos.

# Debutei e "dancei" com o sapo (na garganta)

Lembro-me do dia em que completei meus tão sonhados 15 anos. Debutei.

Um dia como outro qualquer, não recebi parabéns dos meus pais, que eram sempre assim, uma frieza sem fim, algo surreal. Não havia um ato por menor que fosse de afeto ou demonstração de carinho, preocupação, acolhimento. Eu já conhecia esses gestos pelo fato de conviver muito nas casas dos meus amigos e na escola, mas não em minha casa.

Aos 15 anos, receberia a grande revelação que mudaria completamente minha vida para pior. Agora, com sentimentos engatilhados ao fracasso.

A revelação feita pelo meu pai foi pesada demais para mim, e eu perdi meu brilho. Comecei a alimentar tanta raiva em meu coração que a direcionava não só para minha mãe como para todas as pessoas que eu considerava minhas inimigas. Não confiava mais em ninguém e me tornei uma espécie de bicho selvagem. Estava sempre com sete pedras nas mãos, pronta para atacar quem viesse. Tornei-me agressiva também com as palavras e destilava meu desespero com muita raiva e ódio.

Me rebelei. Causei muitas dores às pessoas pelos meus atos agressivos e impensáveis.

Me autoflagelei na alma, sentindo-me culpada por minha mãe não gostar de mim. Afinal, ela se casou porque engravidou. Em minha cabeça, eu era culpada por ela ter me jogado e por todas as coisas que eu passava.

A autoflagelação emocional ocorre quando uma pessoa causa flagelo (dor) a si mesma para aliviar uma dor emocional ou para se punir de uma situação que a faz se sentir culpada. Trata-se de uma forma que a pessoa encontra de "enganar" o cérebro, fazendo com que a dor física traga um alívio emocional temporário. É uma maneira de autodestruição encoberta pela sensação falsa de alívio, que traz muito mais perda do que ganho.

É desencadeada pela necessidade de aliviar uma dor emocional e pode ocorrer por diversos fatores. Os principais fatores que podem desencadear esse distúrbio de comportamento são:

- rejeição materna ou paterna;
- abandono;
- maus-tratos na infância;
- abuso sexual, físico ou emocional;
- violência doméstica;
- morte de alguém querido;
- problemas com a sexualidade;
- dificuldade de relacionamentos interpessoais;
- baixa autoestima;
- sentimento de incapacidade;
- estresse.

As situações citadas trazem emoções e sentimentos que alimentam a necessidade de aliviar a dor emocional, tais como: culpa, raiva, tristeza, medo, ansiedade, solidão, desespero e sentimento de indiferença. Quando não são bem trabalhados, esses sentimentos alimentam a necessidade de aliviar a dor emocional de forma destrutiva.

A culpa é o principal combustível para a autoflagelação.

A autodestruição é uma forma de autopunição. Pessoas que se autoflagelam sentem uma culpa muito profunda, encontram na autodestruição uma forma de se punir e se destruir, quando o que elas buscam verdadeiramente é o autoperdão (eu definitivamente me sentia culpada por minha mãe não me amar).

Durante a gestação, a mãe sente todas as emoções de forma alternada e desproporcional. Tendo planejado ou não a gravidez, a mãe sente medo, tristeza, raiva, solidão e dores. O bebê também sente e registra todos esses sentimentos e emoções, passando a sentir culpa por causar dor à sua mãe. As experiências de sua infância podem intensificar ainda mais esse sentimento, de acordo com sua história de vida.

Imagine eu descobrir que, além de não ter sido planejada, ainda acabei com a vida da minha mãe! Porque foi dessa forma que meu pai me passou a informação e minha mãe, de certa maneira, testificava aquilo em mim.

Eu estava totalmente perdida. Desequilibrada emocionalmente e, pior, sozinha.

Já não era dona dos meus pensamentos e atos.

Inconscientemente, a maioria das pessoas se autoflagela de alguma forma. Algumas se autoflagelam fisicamente, enquanto outras destroem tudo nas próprias vidas como forma de se punir: acabam com relacionamentos, família, carreira, dinheiro. Essa forma de flagelação pode ser tão séria quanto a física, pois é capaz de levar a pessoa ao fracasso e envolve outras pessoas.

Você já parou para se perguntar por que algumas pessoas conquistam tudo o que almejam, enquanto nada dá certo para outras? É claro que o comportamento e a iniciativa são fatores relevantes, mas o que realmente difere essas pessoas é o quanto elas se sentem merecedoras. Pessoas que carregam culpa e não se sentem merecedoras, inconscientemente destroem tudo em suas vidas.

Se você se identificou com alguma situação mencionada, então comece a refletir se está se autodestruindo e se realmente se sente merecedor.

# O ESPORTE ME SALVOU

O tempo que eu passei ajudando o professor Serginho nas aulas de educação física foram essenciais, e mais uma vez a minha salvação.

Com tanto tempo tendo contato com o esporte de várias modalidades, passei a disputar em jogos, como salto em distância e atletismo. Eu sabia um pouco de cada modalidade, mas o que ganhou meu coração mesmo foi o basquete.

Me tornei tão boa que, com 14 anos, fui jogar em clubes e viajei para outras cidades. Com 1,68 de altura, era armadora e tinha uma habilidade incrível.

Meus pais nunca me viram jogar. Toda vez que eu precisava viajar, algum vizinho, pai de algum amigo, se declarava responsável por mim e assinava a autorização.

Esse movimento no esporte me afastou um pouco do ambiente destrutivo em que eu vivia.

Ao praticar uma atividade física regularmente, ocorre um aumento de endorfina no organismo. Essa substância é responsável por alterações de humor, promovendo bem-estar. Por essa razão, o esporte pode auxiliar na reversão de quadros de depressão, sendo muitas vezes parte de tratamentos psicológicos.

Era tudo o que eu necessitava naquela fase que estava vivendo.

Overdose de endorfina! Dava tudo de mim nos treinos, descarregava toda aquela pressão psicológica.

Não há dúvidas de que o esporte pode transformar vidas, alterando realidades e promovendo o desenvolvimento humano.

Minha vida se tornou então 90% didática. Quando não estava estudando, estava treinando. Quando não estava na escola, estava no clube ou na academia do clube. Então, me sobrava pouco tempo para ficar em casa vivendo o pesadelo. Mas quando eu estava, também me tornava parte do pesadelo.

# AJUDANDO A SALVAR VIDAS

Quando fiz 17 anos, tive um problema sério de saúde, minha caixa toráxica começou a doer em uma escala de médio a intenso em curto intervalo de tempo. Fui para o hospital e os médicos não sabiam o que estava acontecendo. Muitos exames foram feitos e nada de um diagnóstico definido. Eu inchava cada dia mais, com dores quase insuportáveis, e respirava com ajuda de aparelhos.

Um dia, recebi a visita de um médico e li na prancheta do paciente que ele era oncologista, portanto cuidava de câncer. Entrei em desespero, porque descobri que as desconfianças eram que eu estaria com câncer nas mamas.

Mais uma vez o desiquilíbrio emocional tomou conta e, num ato de desespero, ameacei pular do quarto andar do hospital. Certamente, uma junção de problemas e pressões psicológicas que, somados a mais uma situação como aquela doença, me levou a ter esse ato.

Meu avô paterno chegou bem na hora e, com sua doçura, me acalmou. Ele me amava, me lembro daquele olhar azul e doce me fazendo carinho na cama do hospital.

Fui para um exame mais invasivo e, finalmente, a notícia: era uma pneumonia dupla, nos dois pulmões. Alívio por não ser o câncer, que estava sendo cogitado, e tensão por ser outra doença, já em estado bem avançado.

Fui para a UTI onde fiquei por cinco dias em medicação forte intravenosa. Foram dias difíceis! Voltei para a enfermaria, onde fiquei por mais 25 dias. Fiquei bem magra, pálida e fraca.

Mas fiz amizade com toda a equipe de enfermagem para a qual jurei que me tornaria uma enfermeira.

Eles diziam que todos que passavam pelo que eu tinha passado falavam a mesma coisa. Mas quando saíam dali, nunca mais queriam ver alguém de jaleco branco. Porém, eles não me conheciam.

Eu nem tinha feito 18 anos e convenci meu pai a ir comigo na melhor escola de enfermagem da cidade. Eu era menor ainda, mas como o curso durava 2 anos, eu me formaria já maior de idade, então era permitido iniciar.

Fiz meu pai se virar e pagar a matrícula. Ele tirou o dinheiro do bolso todo amassado, sujo de areia e cimento. Ele trabalhava de pedreiro e tem essa profissão até hoje.

Iniciei o curso de auxiliar de enfermagem. No meio do curso, começamos o módulo de estágio na prática, e (pasmem!) fui estagiar exatamente no hospital, andar e com a mesma equipe que cuidou de mim. Me lembro do elevador abrindo e eu entrando no quarto andar de jaleco branco e todos me olhando assustados. Até que uma enfermeira disse:

— Olha! E não é que ela foi mesmo estudar enfermagem!

Tenha fé e determinação. Às vezes partimos em busca de nossos objetivos, mesmo sem termos certeza de qual será o melhor caminho para lá chegarmos. Com fé no coração, não existem medos, apenas vontade de triunfar.

Acredite sempre, não importam as circunstâncias. É provável que as dificuldades acabem por surgir, mas se nunca duvidar, sua determinação fará o resto.

Determinação frente aos dias difíceis.

Existe uma determinação dentro de você que é capaz de superar até mesmo as maiores adversidades da vida, portanto não deixe que sua história se defina pelos dias difíceis que um dia acontecerão. Confie na sua capacidade de transformar os problemas em lições de vida e na força que existe dentro de você. Você é maior que os dias difíceis que viverá.

Meu pai não tinha condições de pagar as mensalidades, então fiz o curso inteiro sem pagar, mas não pude ter formatura, tampouco pegar meu certificado, porque devia à escola.

Arrumei um emprego de babá. Com o salário que me restava, fui à escola de enfermagem e negociei. Ao pagar a primeira parcela do acordo, eles liberaram meu certificado. E logo tirei meu COREN (Conselho Regional de Enfermagem).

Então, saí do emprego de babá e fui trabalhar como auxiliar de enfermagem em uma casa de repouso com 100 idosos.

# O SAPO VIROU PRÍNCIPE

※

Com 22 anos, comecei a namorar um príncipe com nome de André. Ele, filho único, de família, bem-criado, educado, bem-vestido e, para não esconder nada, "meninão criado pela vó", já que minha sogra trabalhava muito para proporcionar a vida que ele tinha de cuidados.

Eu sempre fui ogra, grossa ao extremo, mal-educada, chata mesmo, desequilibrada, machucada emocionalmente e ainda passava por muita escassez. Ou seja, não era a princesa que a minha sogra sonhava. Mas é o que tinha para aquele dia.

No primeiro dia que nos encontramos, decidi que ele seria meu marido e ponto. Meu pai não era a favor, já que tinha certa resistência em me ver namorando, e para minha mãe, como sempre, eu nem existia.

Eu escondia o máximo que podia do meu namorado a vida que eu tinha de verdade no âmbito familiar. Tinha receio de que ele me abandonasse quando visse onde estava "amarrando o bode".

Eu era tão carente que parecia um cachorrinho quando vê seu dono e fica esfregando o corpinho pedindo carinho.

Finalmente, eu havia encontrado alguém que me dava atenção, carinho, cuidava de mim e não poderia perder isso por nada.

Vocês podem estar se perguntando: "como assim ele não percebia a vida que você tinha?".

Eu sempre fui uma pessoa muito reservada. Desde criança, nunca fui vitimista. Mesmo com todas as adversidades, sempre me mantive alegre e otimista. Sou de riso fácil e aprendi a camuflar minhas dores por muito tempo.

Nunca fui de reclamar da vida. Eu não sei se desenvolvi isso devido aos próprios traumas ou se é da minha personalidade, mas se a pessoa não me conhecer bem, ela não consegue saber se estou em um dia bom ou ruim.

Ele ia em casa o mínimo possível. Na maioria do tempo, estávamos na casa dele ou em outros lugares. Acontece que nada é para sempre. Certo dia, ele descobriu toda a minha realidade.

Atordoado, ele me perguntou: "Kelly, é impressão minha ou você passa perrengues pesados na sua casa?".

E com 3 anos de namoro, contei tudo para ele. Doido, me pediu em casamento.

Só tinha um detalhe, minha sogra e meu pai não facilitariam. Embora adultos, com 25 anos, éramos conduzidos a eles por medo ou por respeito.

Como sempre achava uma solução para tudo, tivemos uma ideia: vamos ter um filho. E foi o que fizemos. Engravidei e anunciamos que nos casaríamos. Minha sogra quase enfartou de nervoso. Era irredutível!

Mas não havia nada a fazer, estava decidido que nos casaríamos no civil, pois não tínhamos condições de nos casar na igreja.

Falei com meu pai e ele me deixou morar em sua casa. Eu tinha um quarto para mobiliar com nosso jogo de quarto e o berço do bebê. Então Deus, com toda sua misericórdia e cuidado conosco, preparou um padrinho de casamento que nos deu toda a mobília do quarto. Assim, sobrou aquele dinheiro que decidimos usar em um casamento na igreja.

Sim. Me casei de véu e grinalda, como sonhei ainda na infância. Foi um dia lindo, perfeito! Eu estava deslumbrante, e Deus foi preparando tudo com seu amor infinito.

Casei-me na igreja católica, matriz, linda! Me lembro que não tínhamos dinheiro para decorar a igreja, mas a noiva que se casou antes de mim pagou a decoração exatamente na cor que eu queria, rosê. Então, a administração da igreja manteve a decoração me permitindo casar usando a mesma.

O aluguel do meu vestido foi doado pela proprietária da loja, que me ofereceu dizendo: "Você vai se casar com este". Era lindo, com um véu enorme e tinha até as luvinhas.

Meu marido vestiu um terno emprestado. Como era muito magro, o terno era bem maior do que ele, dava para vestir dois dele.

Nossa alegria e gratidão por aquele momento eram maiores do que qualquer detalhe.

A igreja estava cheia, eu e meu pai aguardando as portas se abrirem.

Meu pai sempre falava que queria conduzir uma filha até o altar. O sonho dele acabou se realizando junto ao meu.

Aqui, escrevendo, me veio um *insight*: a roupa do meu pai foi locada por mim, e ele estava lindo, a roupa adequada, no tamanho adequado para ele, pagamos salão para ele fazer barba, cabelo e bigode. Parecia um rei!

Chegou o momento tão esperado e as portas se abriram. Um cantor, amigo da minha sogra, aceitou o convite de cantar para a cerimônia e parecia um anjo com uma voz linda, lírica.

A cada passo em direção ao meu príncipe, a realização de mais um sonho. Ali era o início de uma longa jornada de realizações. A cada passo, um filme se passava pela minha cabeça, todos me olhando e eu acessava todo o meu passado dando glória àquele presente. Voltei aos meus sete anos e, olhando fixamente ao meu futuro marido, que me aguardava no altar, pensava: "Eis me aqui, onde sempre sonhei, sendo conduzida por meu pai, prestes a me casar com um homem maravilhoso".

O *start* da abundância em todos os âmbitos das nossas vidas estava sendo ativado. Eu podia sentir isso.

Sabia que passaria por aprovações e opressões, mas ali, naquele altar, eu me empoderei de uma força tão grande que nada poderia me deter. Nada poderia tirar de mim a vontade de continuar e me levantar quantas vezes fossem necessárias porque, afinal, eu tinha alguém para amar, que crescia dentro de mim.

Éramos três. E eu tinha ali uma grande missão de construir a família dos meus sonhos, aquela que eu não tive, aquela que eu só via em novelas, filmes ou na casa dos meus amigos.

A chave virou. De repente, eu era esposa e quase mãe de fato.

Meu pai me entregou ao meu marido que, emocionado, me olhou nos olhos. Eu vi toda a proteção, toda a segurança que eu precisava, o cuidado que eu almejava.

E nosso "sim" foi dito com todas as letras e em bom som. Estávamos certos do que queríamos.

# TEVE FESTA

Sim. Teve festa de casamento. Mas nós não sabíamos ao certo como seria. Escolhemos nossos padrinhos e eles foram dando o que estava ao alcance deles. Minha sogra ajudou também, além de outras pessoas que se solidarizaram com a gente. O bolo seria presente de uma tia, mas um dia antes do casamento ela desistiu. Fiquei muito brava e triste. Mas aí uma madrinha, que era boleira, fez o bolo correndo, e ficou lindo e delicioso, decorado na cor rosa.

Como não tínhamos a decoração, um amigo que gostava de fazer decoração por *hobby* me ofereceu e disse que seria algo simples. Ele fez uns leques de plástico na cor rosê e colou no azulejo do salão, usou uma toalha branca na mesa e colou leques na frente. Ficou lindo!

Como não tínhamos música, os padrinhos se juntaram e levaram som, iluminação e duas pessoas para cantar. Ouvi "Morango do Nordeste" a noite inteira.

Para os convidados, foi servido batata no molho e churrasco com chope, que compramos com uma entrada que tínhamos, contando com o valor que conseguiríamos arrecadar com a gravata.

Graças a Deus deu certo, a gravata foi um sucesso. No final da festa, pagamos toda a parte de churrasco, chope e os meninos que foram servir.

Tínhamos até um cerimonialista. Um amigo tomou conta da festa e colocou ordem em tudo.

A festa foi uma delícia. No final, uma fase havia sido concluída com sucesso.

# GRATIDÃO E PLANEJAMENTO DE VIDA

Eu sempre soube viver momentos com muita intensidade, nunca me esqueci de onde vim e quais eram minhas raízes. Cada conquista, por menor que fosse, eu dava glória.

Eu cheguei aos meus 25 anos com saúde, uma formação técnica (enfermagem), casada de véu e grinalda com o homem da minha vida e prestes a ser mãe.

Não fiz curso superior, na época era algo difícil, sem incentivo. Por anos, sonhei em ser advogada. Além disso, já era responsável por minhas decisões. Até casar, ainda apanhava do meu pai se ele desconfiasse que eu tinha namorado. Claro que eu namorava escondida!

Após o casamento, meu marido e eu tivemos uma conversa sobre planejamento de vida. Juntos, mentalizamos que, quando chegássemos aos nossos 45 anos, teríamos que estar com o nosso pé-de-meia feito. Nessa idade, deveríamos ter nossa casa própria do jeitinho que sonhávamos, nosso carro pago, viajar por muitos lugares dentro e fora do Brasil e que nossa filha pudesse estudar em escola particular, além das atividades extras como inglês, natação, dança, conhecimento musical e algum esporte.

Devo ter transferido para minha filha coisas que quis ter quando criança. Mas se fiz isso, foi de forma inconsciente. Eu alimentava aquele sonho de menina referente a tudo que se tratasse de família, como nas novelas. Sempre tive esse sentimento de gratidão por conquistas e vitórias, e não importava o tamanho e a relevância, por menor que fosse, agradecia. Afinal, qualquer coisa que viesse diante da realidade que eu vivia era grande. Pelo menos eu dava um grande valor nessas conquistas.

O planejamento de vida pessoal reúne sonhos, metas e objetivos para todas as áreas da vida, servindo como direcionamento para o crescimento e trazendo incentivo e motivação para todas as áreas da vida — especialmente no âmbito profissional.

E um plano traçado, um esquema vital que se encaixa na ordem das prioridades, valores e expectativas de uma pessoa que sonha com o próprio destino e decide viver como quer.

O **projeto de vida** é individual, no entanto, existem momentos em que o plano de uma pessoa se cruza com o caminho da outra. No meu caso, com o meu marido.

Mas quais são os aspectos pessoais que determinam um projeto de vida?

Nesse sentido, são diversos os fatores relacionados com qualquer projeto pessoal. O ambiente familiar e afetivo é a questão-chave. Os contextos espiritual, cultural e social são também essenciais.

# ELA CHEGOU

Enquanto estava grávida, passava a maior parte do meu tempo pensando e mentalizando como eu gostaria que minha filha fosse. Saudável, linda, doce, carinhosa, inteligente, temente, dedicada. Sonhava também com os cachinhos cor de bombom.

E ela chegou! Em 18 de agosto de 2005, com 5kg e 0,50cm, Nicolly veio ao mundo. Quando a recebi nos braços, ela arregalou os olhos. Eu pensei: "darei meu melhor para você. Tenha uma vida bem diferente da minha".

Naquele momento, tudo parecia ser fácil, afinal, quantas mulheres não se tornam mães a cada minuto? Quantos bebês não nascem a todo instante e está tudo bem? Comigo não seria diferente, ficaria tudo bem. Porém, eu vinha de uma realidade bem diferente. Não tinha parâmetro de como ser uma boa mãe. Eu não tinha a menor ideia do que fazer.

Não pude amamentar, pois peguei infecção hospitalar. Nicolly foi para casa com meu marido, e eu fiquei 30 dias internada à base de muitos antibióticos.

Ela vinha ficar comigo de dia e, de noite, ia embora. André deu o primeiro banho, trocou a primeira fralda, umbigo caiu com ele, a primeira mamadeira foi ele quem deu. Essa situação o obrigou a ser um pai completo e dedicado do dia para noite.

Foram dias tensos! André trabalhava muito de dia, saía do trabalho, ia buscar a Nicolly no hospital e seguia para casa onde cumpria a rotina de banhos, trocas de fraldas e mamadeiras, não dormia à noite para continuar a missão, cedinho já estava no hospital novamente para deixá-la antes de ir para o trabalho.

Ficou bem abatido, mas deu conta, e eu me orgulho muito do pai em que se transformou e é até hoje. Eu não havia só me casado com um homem maravilhoso, também dei à minha filha um pai dedicado e cuidadoso. Ele, filho único, e ela, única do único.

Cresceu feito princesa. Sempre fomos muito presentes na vida dela. O pai, mais carinhoso, confesso. Veio de uma família mais acolhedora e dava carinho com maestria. Sempre a levou para adaptações nas escolinhas, ajudava nos deveres de casa, levava em parquinhos.

Ela sempre o chamava para as trocas de fraldas. Ele sempre foi a emoção. Eu, mais fria, mas muito presente. Nicolly estava sempre cheirosa, de cabelos arrumados, com chuquinhas ou cachinhos, a chupeta sempre combinava com a roupa e lacinhos de cabelo, de fraldinha limpa e bem alimentada. Educava, falava os "nãos", eu era mais a razão!

Desde os 3 aninhos, ela frequentou escolinhas e sempre amou! Nunca faltava e nunca deu trabalho em escola. Aos 5 aninhos, já começou a ler e ser alfabetizada em inglês. Matriculamos em uma escola cristã, na qual estuda até hoje, está no primeiro ano do ensino médio. É a aluna mais antiga da escola e ela ama.

Hoje, com 16 anos, é meu orgulho. Do jeitinho que sempre sonhei. Parece mais com o pai. De cor bombom, 1,70 de altura, adora contar piada sem graça, mas damos risada por tamanha falta de talento com piadas.

Autodidata, muito estudiosa e dedicada aos estudos, sempre foi acima da média e lê tanto que hoje já é natural pedir livros de presente. Focada, cheia de personalidade e perspectiva de vida. Sabe o que quer. De mim, puxou a covinha no queixo.

Sempre quis ter algo que me desse orgulho, que sentisse prazer em dizer que faço parte, por fazer, construir, criar. Depois que você apareceu na minha vida, posso dizer de peito aberto que este orgulho chegou e ele é você, minha linda filha Nicolly.

Te amo!

# SE DER MEDO, VAI COM MEDO MESMO

Quando minha filha estava com 6 meses, nós morávamos na casa dos meus pais e eles decidiram se divorciar. Foi tudo muito rápido. Quando vimos, minha mãe já tinha vendido a casa e ido embora com minha irmã mais nova. O novo dono já estava entrando com a gente lá ainda.

Eu e meu marido ficamos desesperados sem ter para onde ir e decidimos procurar uma casa para comprar. Não tínhamos um centavo, mas procurávamos como se estivéssemos ricos.

Sempre fui muito corajosa e nunca permiti que o medo de fracassar me impedisse de triunfar.

Encontramos uma casa, o dono havia se mudado para uma cidade no litoral e estava vendendo por um preço bem acessível.

Pedimos para ver a casa e nos apaixonamos. Ficamos tão entusiasmados que saímos e fomos comprar produtos de limpeza, rodos e vassouras para lavar a casa toda. Detalhe: não tínhamos comprado a casa, tampouco tínhamos dinheiro para isso.

Limpamos a casa inteira, tomando posse daquele desejo de sermos os donos de fato. Era muito insano nosso comportamento diante de algo tão fora da nossa realidade.

Saímos, trancamos o cadeado e levamos a chave embora. No dia seguinte, falamos com o rapaz que estava negociando com a gente e pedimos uns dias para levantar o valor, que era de R$18.500,000.

Pegamos 2 mil emprestado de um, 3 mil emprestado de outro, 3 mil de outro e, refinanciamos o carro da minha sogra.

Com o refinanciamento, completamos o valor. Nos rendeu um carnê de 3 anos para pagar.

Compramos a casa, porém devíamos para um monte de gente. Trabalhamos por anos para pagar a todos e foi uma tarefa bem árdua. Claro que atrasamos em algumas situações. Claro que ficávamos sem um centavo para outras coisas não menos importantes. Mas estávamos sempre em busca da honra com todos que nos ajudaram. André trabalhava há anos em uma empresa e já tinha adiantado as férias e o 13º salário de uns 3 anos à frente.

Eu atuava como enfermeira do trabalho em uma empresa maravilhosa e tinha um bom salário, que ajudava muito. Vivíamos muito felizes com esses perrengues, afinal, estávamos construindo aquele planejamento de vida que combinamos quando nos casamos.

Após 3 anos, quitamos as dívidas da nossa casa.

Para quem deseja levar uma vida a dois, nada mais inteligente do que definir metas de casal. Além de ajudar a organizar o dia a dia, essa é uma atitude que pode fazer toda a diferença para o futuro.

As metas de casal podem ser definidas como todos aqueles objetivos que estão nos planos de ambos e que podem ser realizados em conjunto. Elas não anulam ou deixam em segundo plano os sonhos individuais, apenas se juntam a eles e ajudam a estabelecer prioridades. Assim, representam algo que é chave para o casamento: a união.

Assim como ter metas individuais ajuda a entender o lugar aonde você deseja chegar, as metas a dois auxiliam o casal a reforçar sonhos que os mantêm unidos em uma mesma missão. É sobre projetar o futuro e imaginar como ele pode ser a partir das decisões e ações tomadas agora.

Quando os objetivos não estão bem definidos, é comum que cada um empregue seus esforços em sentidos opostos. Em pouco tempo, a percepção de que não existe um horizonte em comum começa a pesar. Sem planos e metas de casal, como será o futuro a dois?

Ao falar em metas, é comum pensarmos em cenários grandiosos, como comprar uma casa ou passar três meses viajando depois de pedir demissão do emprego.

São sonhos como esses que nos movem a acreditar em um futuro melhor, é verdade, mas também temos vontades mais rotineiras e fáceis de realizar que podem ser abraçadas na vida a dois.

Por exemplo, mudar a cor da parede da sala da casa em que ambos moram, ir ao cinema mais vezes ou conhecer um restaurante diferente a cada semana.

Nesse primeiro passo, não é preciso ter qualquer filtro. O importante é que ambos entendam quais são os desejos do outro, por mais simples que sejam.

Para que as metas possam sair do papel, faça um plano de ação. Ele deve incluir o tempo previsto para que o objetivo seja alcançado, os valores envolvidos e qualquer outro detalhe importante.

Cada um pode ter responsabilidades diferentes, de acordo com o próprio perfil e a disponibilidade no momento.

O tempo passa e, muitas vezes, os planos mudam. E tudo bem que isso aconteça. Outras vezes, o cenário se modificou completamente, e a meta proposta não faz mais sentido.

Conversar constantemente sobre os objetivos definidos pelo casal ajuda a evitar frustrações e brigas desnecessárias. Faça disso um hábito.

A próxima meta era ter nosso carro. Um conhecido nos ofereceu o carro dele e parcelou em 3 anos também. Iniciava ali mais uma corrida em prol de um objetivo. Com a casa quitada e o valor da parcela do carro menor, pagamos com mais leveza e logo finalizamos.

Estávamos caminhando no sentido do nosso planejamento.

Eu, sempre incansável, segura, otimista, positiva, para cima, focada, muito ousada e inconformada. André era mais "pé no chão", mais cauteloso, desconfiado, introvertido, não gostava muito de se arriscar, analisava tudo, preocupado.

As nossas diferenças é que nos fazia dar certo, porque aí tínhamos o equilíbrio. Eu engatava a quinta e acelerava, André reduzia e freava. Mas ele confiava muito em minhas tomadas de decisões e isso foi muito importante para nosso próximo passo.

Defina **objetivos** de forma mensurável, ou seja, de uma forma que você possa medir o quanto já conquistou desse objetivo e possa ter certeza de que o conquistou.

# A QUEDA

Após 4 anos de casados, algo novo surgiu em nossas vidas; digo nossas, porque envolveu a todos em minha volta.

Uma manchinha pequena começou a surgir em meu queixo. Iniciou bem pequena e clara, logo foi crescendo e ficando mais aparente. Eu achava que fosse algo que eu pudesse ter ingerido que estivesse causando alguma reação, uma alergia ou algo parecido. A cada mês, ela se modificava e eu não me incomodava muito, estava tudo bem, também não fui ao médico para saber.

Certo dia, em minha casa, havia uma surpresa. Na sala da minha casa, além de muitos espelhos, havia uma sanca de gesso com aquelas luzes de decoração e, entre as cores, a azul neon. Eu estava me olhando no espelho despretensiosamente e meu marido acendeu essa luz azul neon. Logo veio uma revelação que mudaria a minha vida.

Pela luz, pude ver todas as partes em mim onde sairia mais manchas brancas. A luz revelou as camadas da minha pele que seriam afetadas pelas manchas e eram muitas. Comecei a me mostrar mais para o espelho, puxar a blusa, mostrar braços, costas. E o desespero foi tomando conta de mim. Na frente do espelho, eu estava igual a um dálmata. Parecia mágica, se apagasse a luz, estava tudo normal, mas quando acendia, a realidade estava lá.

Me lembro que fiquei apavorada e agendei um dermatologista. Fui diagnosticada com VITILIGO (doença autoimune que despigmenta a pele pela deficiência da melanina).

Parece que só faltava o diagnóstico para a doença se revelar de vez. Em poucos dias, meu corpo estava tão tomado pelas manchas que meu emocional não suportou. Entrei em depressão.

Eu fiquei muito perdida e com medo da rejeição das pessoas, principalmente do meu marido. Me questionava: será que meu marido vai sentir vergonha de mim? Será que minha filha vai ter vergonha da mãe quando for na escola buscá-la? Será? Será? Será?

Eram autoquestionamentos que eu não sabia encontrar respostas. Por outro lado, eu sempre fui muito reservada com meus sentimentos e não expunha a ninguém, não falava que estava triste, incomodada, com vergonha das manchas. Na frente do meu marido e das pessoas, eu agia normal. Fingia costume. Mas quando estava em casa, chorava e não me conformava. Fui me isolando aos poucos e cada vez mais. Recusava reuniões sociais e me tornei aquilo que eu mais temia, uma pessoa mal resolvida. Todos os gatilhos foram acionados e nossa vida virou de ponta-cabeça. Tratava meu marido mal, tratava minha filha com uma rigidez absurda, além da falta de paciência com ela.

Voltei a me comportar como na adolescência: estúpida, agressiva com as palavras, autoritária, inflexível, não gostava de ser contrariada; fiz da vida do meu marido um verdadeiro inferno.

Já não queria mais sair da cama, já não queria mais tomar banho, entrei em um distúrbio alimentar superagressivo e não queria ver a luz do dia.

Eu estava sempre armada com sete pedras nas mãos, pronta para atacar as pessoas que cogitassem me falar algo. Isso durou meses. Com o emocional completamente desequilibrado, as manchas aumentavam rápido e o meu comportamento só piorava.

Entramos em uma crise de brigas, nada mais fazia sentido. Eu tinha prazer em atacar André, uma forma de justificar o fato de não querer que ele me olhasse mais com aquelas manchas. Não queria que ele me tocasse, tinha muita vergonha. Então, eu o atacava para que brigássemos. Mas eu era muito cruel. Nós nunca levamos nossos problemas para a família nem para os amigos, podíamos estar nos matando em casa, mas ficava lá, só entre nós.

Todo meu castelo estava desmoronando, e eu não tinha a menor noção de nada.

Após meses de palavras cruéis, comportamentos deploráveis, minha energia para isso também já havia esgotado. Eu já não tinha força nem para ser cruel e cai de fato em um poço sem fim, só dormia e comia. Me lembro de comer quatro a cinco pães de uma só vez. Na empresa em que trabalhava, deixava já um prato ao lado do computador e comia o dia inteiro o que tivesse em minha frente. Conclusão: cheguei aos 160kg. Era o que faltava para eu comer lama no fundo do poço e ainda arrastar meu marido junto.

Até que um domingo, por volta das 14h, estava tendo um churrasco na casa de um vizinho (se não me engano), era um dia lindo de sol e eu, claro, trancada no quarto escuro sem querer ver ninguém.

Eu podia ouvir os vizinhos perguntando: "André, cadê a Kelly? Chama ela para vir aqui com a gente". Mas André sabia da situação real e não ia me chamar.

Mais tarde, ele entrou em casa, foi até o quarto, acendeu a luz, abriu a janela permitindo que aquele sol entrasse, impedindo a escuridão que eu me escondia e falou: "Levanta dessa cama agora!".

Diante da minha resistência, ele me arrancou da cama, me segurou pelos braços, me encarou e disse: "Você está assim por causa do vitiligo? É por isso toda essa tristeza e essa angústia, é por causa do vitiligo que tem sido tão cruel com você e com todos à sua volta? Isso te define? Porque quero que ouça com atenção o que vou te dizer agora, Kelly! Eu não me importo se você tem braços ou não, se você tem pernas ou não, se você enxerga ou não, se escuta ou não e dou a mínima para seu vitiligo. Porque eu não me casei com seu corpo e sim com a sua alma. Você é linda e eu não vou deixar de te amar por isso".

Ele disse isso com tanta força, com tanta verdade, com tanta entrega e certeza, olhando em meus olhos, em um absoluto momento de tanto amor que me deixou estática. Naquele momento, nasceu uma nova Kelly.

No dia seguinte, agendei com a melhor médica da região, pesquisei a médica mais famosa e competente da cidade e encontrei a Dra. Valéria Campos. Uma baita profissional, excelente ser humano. Enérgica, objetiva e muito transparente. Agendei uma consulta com ela, e André foi comigo. A Dra. Valéria, com muita simpatia e doçura, me chamou e conversamos por uma hora. Ela perguntou tudo da minha vida, parecia que já sabia de tudo o que eu falava. Então, ela me disse: "O principal tratamento do vitiligo eu vou te apresentar agora e preste bem atenção nessa prescrição". Eu nem sonhava o que falaria. Ela, com um sorrisão no rosto, continuou: "Aceita que dói menos! Quando você aceitar que tem vitiligo, vai doer menos, seu corpo vai agredir menos e a velocidade do surgimento das manchas diminui".

Me orientou para repor a vitamina D, já que eu não poderia mais tomar tanto sol, fazer sessões de infra e tratamento a laser. Conforme eu ia me acostumando com as manchas, fui desistindo do tratamento.

Voltei a me encarar no espelho e, dia após dia, buscando minha identidade. Então, tive a ideia de saber tudo sobre a doença.

Doença que causa despigmentação da pele na forma de manchas. O vitiligo ocorre quando as células produtoras de pigmento morrem ou deixam de funcionar.

A despigmentação pode afetar qualquer área do corpo, incluindo a boca, o cabelo e os olhos. Costuma ser mais perceptível em pessoas de pele mais escura.

O tratamento pode melhorar a aparência da pele, mas não cura a doença.

As causas da doença ainda não estão claramente estabelecidas, mas fenômenos autoimunes parecem estar associados ao vitiligo. Além disso, alterações ou traumas emocionais podem estar entre os fatores que desencadeiam ou agravam a doença.

O vitiligo não é contagioso e não traz prejuízos à saúde física.

Quando o vitiligo é detectado, pode-se classificá-lo em dois tipos:

- Segmentar ou unilateral: manifesta-se apenas em uma parte do corpo, normalmente quando o paciente ainda é jovem. Pelos e cabelos também podem perder a coloração.
- Não segmentar ou bilateral: é o tipo mais comum. Manifesta-se nos dois lados do corpo, por exemplo, duas mãos, dois pés, dois joelhos. Em geral, as manchas surgem inicialmente em extremidades como mãos, pés, nariz e boca. Há ciclos de perda de cor e épocas em que a doença se desenvolve. Depois, há períodos de estagnação. Esses ciclos ocorrem durante toda a vida. A duração dos ciclos e as áreas despigmentadas tendem a se tornar maiores com o tempo.

Meu caso, por exemplo, é bilateral. As lesões provocadas pela doença, não raro, impactam significativamente na qualidade de vida e na autoestima.

O cuidado com a exposição solar das áreas afetadas é de extrema importância para evitar a ocorrência de queimaduras e câncer de pele.

O VITILIGO NÃO TEM CURA.

# DIAS DE MONTANHA-RUSSA

Após saber tudo ou pelo menos quase tudo sobre o vitiligo, comecei a me enfrentar mais no espelho. Ficava horas me auto-observando, iniciando um longo processo de aceitação.

Acontece que não foi tão fácil assim.

Tinha dias que eu estava bem e dias que ficava mal. Eram altos e baixos constantes e, do nada, eu voltava a me atacar. Era uma luta diária e constante, mas às vezes eu me rendia.

Uma vez, um médico me falou que o vitiligo poderia ter ocorrido por conta dos traumas que sofri na infância e essa informação veio como uma bomba. Acessei meu passado, e todas as lembranças que eu tinha em meu subconsciente vieram à tona.

Olhar para trás é necessário quando se precisa entender algo atual, compreender o momento, analisar e constatar fatos, entender melhor nossas verdades, aquilo que faz parte da essência de quem se é. Como quando olhamos para trás e percebemos que aquela realidade de outrora atualmente seria totalmente incabível e até mesmo inimaginável. Ver que nos sujeitamos quando poderíamos ter dito não, perceber que nos contentamos com pouco, com migalhas de um todo.

Para viver o hoje de forma plena, é preciso usar o passado como bússola, apontando os erros cometidos, as falhas, as verdades omitidas, o receio que falou mais alto que a razão, os sonhos engavetados, os sentimentos trancafiados. Usar como bússola direcionando onde não mais voltar, as falhas a não executar novamente.

Descobri, então, que eu ainda tinha muita raiva da minha mãe, que tudo aquilo ainda pesava, me tornando mal resolvida em todos os âmbitos da minha vida.

Estava sendo uma péssima mãe, perpetuando minha mágoa e angústias em minha filha. Eu era fria, seca e muito inflexível com ela.

Sufocava André, doente de ciúme, brigava por tudo e não confiava nele. Arrumava confusão por qualquer coisa, era intolerante com todos. Eu tinha um monstro adormecido dentro de mim que a todo momento se manifestava e eu me transformava. Era mais forte do que eu, e eu não sabia dominar aqueles sentimentos e comportamentos.

Fui a um psicólogo, ele me disse que isso era reflexo total da infância e da adolescência somado ao vitiligo, que, de certa forma, tinha ligação.

Para piorar, eu tive que enfrentar o preconceito na família, na rua...

É preciso ressaltar que o vitiligo não é contagioso, ou seja, não passa de uma pessoa para outra. Por falta de informação verdadeira disseminada na sociedade, aqueles que possuem vitiligo muitas vezes sofrem preconceitos por conta das manchas brancas nos braços, pernas e rosto, ou qualquer superfície do corpo.

Sofremos preconceitos pelo fato da doença comprometer a estética do corpo em um mundo onde os padrões de beleza impostos pela mídia e sociedade são absurdos.

Eu estava sempre lendo artigos sobre a doença e me inteirando sobre outras pessoas que também são portadoras. A maioria havia passado ou ainda estava passando pelo processo de aceitação, assim como eu. Todos com o mesmo temor de rejeição e preconceito.

Mas com o passar do tempo, vamos aprendendo a nos posicionar. Isso também se deve à aceitação diante de uma construção diária de autoestima.

# CONSTRUINDO UM CONTEXTO

Observe que até agora, em nenhum momento, eu falei de Deus. Em nenhum momento falei de questões espirituais. Sabem por quê? Porque eu também não ouvia falar dele. Louco, né?

Mas Deus já estava me preparando para se revelar. Estava me preparando de forma linda, sutil e cuidadosa.

Vemos pelo fato de eu ter matriculado minha filha desde os 5 anos de idade em uma escola cristã. Não sei por que, mas eu queria que ela fosse educada lendo a bíblia. Naquele momento, seria mais um capricho da minha parte do que uma crença, pois em casa com meus pais, por toda a vida, nunca se pronunciava o nome de Deus.

Meu pai gostava muito de ir à Aparecida do Norte, mas não porque era religioso, e sim porque lá tinha aquelas feiras de coisas diferentes e "mais baratas" que todos gostavam de ir comprar.

Nunca fui orientada a fazer qualquer atividade em qualquer igreja: orar, rezar ou até mesmo ler uma bíblia. Em casa, ninguém agradecia por nada, nem para dormir, nem ao acordar, nem quando, por raro que fosse, tivesse algo para comer. Era só à base de gritos e muitos palavrões.

Lembro-me que meu pai, uma vez, me deu uma imagem da Nossa Senhora Aparecida, e minha mãe, quando queria me agredir, jogava essa imagem no chão com ódio e muita força. Eu chorava muito, porque gostava da santinha. Não fazia a menor ideia do que era, mas gostava da imagem e a guardei por anos. Detalhe: minha mãe a jogou no chão dezenas de vezes, mas ela nunca quebrou, talvez por ser oca e de um material que parecia um plástico duro.

Eu nunca soube nada de Deus ou de Jesus. Me lembro de ter entrado em uma igreja quando fui noivinha de um casamento e mais nada.

Com 6 ou 7 anos, Nicolly começou a dar trabalho na escola. Eu e André fomos chamados pela diretora. Chegamos lá e fomos informados que a Nicolly estava falando palavrões e "virando a mesa". Ficamos perplexos com o que estávamos ouvindo e chegamos a duvidar da diretora. Como assim? Ela sempre foi uma doçura de menina.

Mas a diretora continuou e disse que Nicolly já vinha há tempos apresentando mudanças de humor e que, de certa forma, a culpa era nossa, pois ela nos pediu algumas vezes para levá-la à igreja e nós não a levamos. Em contrapartida, eu gritava com ela para aliviar meu mau humor por causa da não aceitação pelo que eu vinha passando.

Comecei a chorar e desabafei com a diretora. Ela, cuidadosamente, abriu a gaveta e disse: "Olha, vamos fazer assim: amanhã, sábado, lá na igreja que vou com minha família terá uma festa do campo. A Nicolly quer muito ir. Aqui estão os convites para vocês a levarem".

André e eu saímos muito irritados da escola de ter que ir à igreja para isso. Mas tínhamos dado nossa palavra de que iríamos.

Levantamos cedo no dia seguinte e, murmurando muito, levamos Nicolly à festa do campo na igreja. Chegando lá, ela ficou doida com os brinquedos e tantas crianças. André e eu estávamos com a insatisfação estampada na cara por estar ali.

A diretora veio nos receber e dar as boas-vindas. Em seguida, chegou um homem, tio Edinho, simpático e perguntou: "Vocês vêm no culto amanhã?". Eu, já com sete pedras nas mãos, respondi que não gostava de igreja evangélica. Ele, então, quis saber o motivo. Eu, sem pensar muito, disse que os pastores das igrejas evangélicas são todos ladrões.

André quase morreu de tanta vergonha. O homem, mantendo-se simpático, explicou que eu não devia generalizar. Nesse momento, aproximou-se uma moça muito educada.

— Olá, bem-vinda! Eu sou Raquel e essa é a pastora Solange, esposa do pastor Edinho – se referindo ao homem com quem eu estava conversando.

Minhas bochechas pegaram fogo, pois eu estava falando mal de pastores e ele era um. Fiquei tão desconcertada que aceitamos o convite para o culto no dia seguinte.

Pegamos Nicolly e fomos embora para casa. Estávamos transtornados de raiva, porque achávamos que, por causa dela, estávamos naquela situação de ter ido, falado aquilo e nos comprometido a voltar. Ela até chorava, coitada! Tanto que eu a xingava dentro do carro. Foi um confronto espiritual bem forte.

Chegou domingo, dia de ir ao culto. Sentamos na última cadeira da última fila e nos encolhemos o máximo para que não nos percebessem lá. E o culto começou.

O pastor da igreja, um senhor muito educado, pregando, começou a falar coisas da nossa vida. Sim. Parecia que ele era íntimo nosso e disparou a falar coisas que estávamos vivendo em nosso particular, e pior, ele lia a bíblia e falava da gente, o tempo todo. Eu e meu marido olhávamos um para a cara do outro sem entender nada. Eu fui ficando brava, porque um dia antes havia desabafado com a diretora da escola da minha filha, que estava lá no culto. Então, pensei: "ela contou nossa vida para o pastor. Fofoqueira! Eu juro que, acabando o culto, vou lá e ela vai ver só!". Fiquei transtornada.

Foi o que fiz. Quando acabou o culto, me direcionei imediatamente até ela e a chamei de fofoqueira. Meu Deus, quanta loucura por não conhecer suas escritas. Lembro-me que ela olhou para mim e disse: "Não, minha querida! Quem falou com você foi o Espírito Santo. Eu jamais falaria sobre sua vida com alguém".

Entramos no carro e fomos embora, transtornados e xingando nossa filha por ter nos levado lá. Afinal, quem era o Espírito Santo?

Em menos de dois minutos, o silêncio tomou conta do interior do carro e algo de extraordinário aconteceu. Uma paz se instalou, um entendimento invisível nos acalmou, toda fúria passou, e o Espírito Santo nos abraçou. Lembro-me de que André e eu nos olhávamos sem entender nada, mas estávamos adorando aquela sensação de alívio, de paz interior. Deus se revelou a nós naquele momento e nunca mais largamos d'Ele.

Na semana seguinte, lá estávamos nós querendo ouvir a palavra, e na outra semana, na outra, na outra... Desde então, eu me tornei um grude do Pai, tenho muita sensibilidade, ouço até quando sussurra, vejo todos os sinais que Ele me dá quando quer me orientar em tudo. Isso agrada a Deus.

Sei que sou falha e seria muita ousadia se eu dissesse que não preciso de Deus para exalar minha melhor versão, para proteger meus pensamentos ruins, meus atos ruins, minhas palavras ruins. Até quando eu falho, tento acertar. Não posso ficar um minuto sem Ele e sempre digo: "Não sou melhor do que ninguém porque temo a Deus; pelo contrário, sem Deus, sou outra pessoa e, sinceramente, não gosto da pessoa que eu era quando não conhecia o Pai".

Preciso dele a cada minuto para que eu blinde minhas emoções, atitudes e tenha consciência dos meus atos, buscando sabedoria e discernimento na palavra sagrada.

# CONSTRUÇÃO DA AUTOESTIMA E DO AUTOCONHECIMENTO

A cada dia eu ia me acostumando mais com as minhas manchinhas, e elas iam se tornando, de fato, parte de mim. Sentia que nada havia mudado em relação ao meu marido, à minha filha e aos meus amigos.

Comecei a me encarar mais no espelho. Iniciei uma construção diária da minha autoestima. Repetia todos os dias o quanto eu era bonita, comecei a me cuidar mais, a frequentar academia, a fazer novas amizades, mudei a cor dos cabelos e assumi de vez as manchas.

Passei por muitos preconceitos leves, e alguns pesados, mas lembro que só dois me fizeram chorar. Isso me fazia regredir, às vezes. Mas logo retomava meu processo de construção da autoestima.

O primeiro foi um dia quando entrei em um restaurante e, ao pegar meu prato, me sentei perto de duas moças. Ao olharem para mim, cochicharam, apanharam seus pratos, levantaram-se e uma delas falou: "Vamos sair daqui, mas não é porque você é manchada, e sim porque resolvemos trocar de lugar mesmo".

Lembro-me de a garganta fechar de tanta tristeza e angústia. As lágrimas caíam dentro do prato, e eu fui embora.

Na segunda situação, eu estava em um shopping e resolvi comprar uma pipoca no cinema. Ao dar o dinheiro para pagar, a moça pegou e estava tudo bem. Mas quando ela veio me dar as moedas de troco, estiquei a mão e ela viu meu braço, então não colocou em minha mão, jogou as moedas em cima do balcão.

Essas foram as duas vezes que mais senti. Os outros casos eram mais leves e eu ia me acostumando, pois eu estava em processo de construção do autoconhecimento e da autoaceitação.

Dia após dia, eu ia abraçando o vitiligo, mas também ia abraçando tudo em mim, aceitando minha altura, meu peso, meu cabelo, minha pele, minha personalidade. Fui descobrindo a minha identidade.

A autoestima não é um resultado obtido, mas o processo pelo qual a pessoa passa. Quando tomamos decisões que dizem respeito ao cuidado consigo mesmo, estamos praticando a autoestima. E perceber as ações desse processo é importantíssimo para conseguir manter os sentimentos positivos e benéficos.

Eu já não me olhava no espelho procurando as manchas ou avaliando se cresciam ou diminuíam.

Elas foram se tornando parte de mim dia a dia, faziam parte do meu look, da minha maquiagem, na escolha do esmalte que eu usaria nas unhas. Era meu acessório mais importante.

Quando me dei conta, já amava a minha singularidade. Me empoderei de uma beleza que até então desconhecia: a beleza dos meus valores. Descobri que meus valores não poderiam ser atrelados ao meu físico.

**Valores** são um conjunto de crenças pessoais que guiam nossas escolhas e avaliações, também influenciam nossa satisfação profissional no médio e longo prazo. Nem sempre afetam de forma direta as nossas ações, mas quando agimos de acordo com os nossos valores nos sentimos mais felizes e satisfeitos

Nesse processo de construção, precisei voltar lá no passado, acessar as lembranças que certamente me faziam sofrer, mas que eram necessárias para que eu entendesse muitas coisas.

Eu estava casada com um homem maravilhoso, tinha uma filha linda, saudável e ainda pequena que precisava dos meus cuidados, e uma doença autoimune que comprometia meu corpo esteticamente. Vivemos em um mundo em que os padrões de beleza são exigidos diariamente de forma absurda. E o vitiligo não fazia parte dessa exigência de beleza.

Eu precisava me curar dos problemas emocionais e descobri que meu maior problema emocional naquele momento era a mágoa que eu alimentava da minha mãe, por ter sido tão cruel comigo e me abandonado quando eu era ainda bebê. Eu acessava essas lembranças diariamente e, quanto mais eu acessava, mais raiva eu tinha.

Mas eu havia me tornado mãe e isso me ajudou a entender muitas coisas. Eu orava muito a Deus pedindo entendimento sobre esse sentimento que me consumia até que um dia pensei: uma mãe que faz isso com um filho não está em seu estado normal de consciência, como eu era muito bebê, ela devia estar com os hormônios à flor da pele somado à depressão pós-parto, talvez! Além dos problemas matrimonias que tinha com meu pai e a escassez que já passávamos naquela época.

Por um bom tempo, eu mentalizei essas questões até que um dia liberei meu perdão a ela. Decidi arrancar aquela mágoa, a raiva e os sentimentos ruins que me afligiam. Após eu me libertar desse peso de sentimentos ruins, minha vida começou a fluir com mais leveza.

O **perdão** é como uma sentença de liberdade para quem vive atormentado pelas atitudes negativas de outras pessoas. Por isso é tão importante liberar o perdão. Por meio desse gesto, torna-se possível libertar a si mesmo.

Digo-lhes que a construção da autoestima e do autoconhecimento é um exercício minucioso, precisamos voltar na raiz para entender e arrumar algumas "bagunças" para que tenhamos sucesso nessa construção. Acessar as lembranças e entender sua história, não para alimentar sua dor, mas sim para curar.

Perdoar não é esquecer o que a pessoa te fez, isso se chama amnésia. Perdoar é se lembrar do que foi feito para você e não sofrer mais por aquilo.

Entenda que DOAR é mais do que dar. Doar é a entrega total do outro. Perdoar quer dizer doar ao outro a possibilidade de que ele possa amar, possa doar-se.

Não apenas quem perdoa que se doa por meio do outro.

Perdoar implica abrir possibilidades de amor para quem foi perdoado, pela doação oferecida por quem foi agravado.

Perdoar é a única forma de facilitar ao outro a própria salvação.

Doar é mais do que dar: é a entrega total...

Perdoar é doar o amor, é permitir que a pessoa, objeto do perdão, possa também devolver um amor que, até então, só negara.

Comecei a ver tudo com outros olhos, coração leve e com muito espaço para preencher com amor.

Aprendi a me amar do jeitinho que eu sou, aprendi a amar as pessoas como elas são, aprendi a gostar da minha companhia e iniciei uma busca incansável pelos meus sonhos com meu marido e minha filha.

Todas as vezes que eu acessava meu passado, era intencional para que usasse as ferramentas que tinha naquele presente idealizando o meu futuro.

Finalmente eu sabia quem eu era, descobri meus valores, construí minha autoestima e meu autoconhecimento no contexto com Deus e minha família.

Criamos uma conexão espiritual e familiar que nada mais nos atingia emocionalmente.

O discernimento em contexto familiar não se trata de um episódio isolado, mas uma disposição espiritual permanente. Temos que sempre buscar esse entendimento.

Com a autoestima e o autoconhecimento exalando, além de conhecer a mim própria, me aceitei do jeito que eu sou, me permitindo ser honesta comigo mesma e, assim, controlando melhor minhas emoções e ações.

# AUTOCONFIANÇA E VALORES

Autoconfiança é definida como a habilidade que se tem de acreditar que você é capaz de realizar algo da melhor maneira possível. Por mais desafiante que seja a tarefa.

Essa autoconfiança eu já tinha desde muito criança. Então, coloquei em prática e comecei a ajudar outras pessoas nesse mesmo processo. Iniciei movimentos nas redes sociais, entrei em comunidades, grupos com pessoas que tinham baixa autoestima e fui abordando algumas delas para ajudá-las.

Essa ação me levou a um engajamento orgânico. Logo, eu estava sendo cobrada a me posicionar nas redes sociais.

Eu exibia minhas manchas, minha singularidade, como parte da minha beleza "exótica". Fazia parte do contexto, plenitude, leveza, de sorriso fácil, personalidade atraente, roupas despojadas, cabelos soltos e quase nada de maquiagem. Minhas manchas eram a "cereja do bolo". Eu fazia questão de mostrá-las; certamente, fazia com que as pessoas me admirassem porque o vitiligo se tornava pequeno perto da minha energia, do meu brilho interno, da minha alegria.

Ouço até hoje pessoas falando: "Nem vejo mais suas manchinhas, porque você sorri tanto que só consigo rir com você". As pessoas entenderam que o vitiligo não me define, o que me define são os meus valores e eles não estão atrelados ao meu físico.

Não importa se tem ou não seus membros, se tem ou não sua visão, sua audição, manchas ou qualquer "anormalidade" do seu ponto de vista, seus valores são mais importantes do que tudo.

Como seres humanos, todos nós possuímos valores, crenças e atitudes que temos desenvolvido ao longo do curso de nossas vidas. Nossa família, amigos, comunidade e experiências que tivemos, tudo contribui para o nosso senso de quem somos e como vemos o mundo.

Nossos valores formam a base de nossas vidas. Eles ditam as escolhas que fazemos e determinam a direção de nossas vidas. Nossos valores influenciam nossas decisões referentes a relacionamentos, carreira e qualquer outra atividade que nos envolvemos.

Apesar dessa importância, poucas pessoas escolhem seus valores. Em vez disso, elas simplesmente adotam os valores de seus pais e os valores dominantes da sociedade. Infelizmente, esses valores podem ser responsáveis por nos conduzir a um caminho que pode não ser a direção que de fato queríamos para nossas vidas. Isso porque aquilo a que atribuímos maior significado ao longo da vida, ou em determinado momento, possui papel tremendamente poderoso na orientação que nos dá para dirigirmos a nossa vida.

Se não sabemos bem o que valorizamos, a que damos significado, certamente ficaremos confusos nas decisões a tomar ou tomaremos decisões que não nos servem e que podem vir a comprovar-se como catastróficas para a nossa vida. Para que você possa tirar o melhor proveito da sua vida, importa saber com o máximo de precisão possível quais são os valores pelos quais se rege.

# SOBRE REALIZAR SONHOS

Às vezes é preciso ter ao nosso lado pessoas que fazem a diferença. Alguém que seja tão ousado quanto você e que diga: "Se tivermos medo, vamos com medo mesmo".

Nós tínhamos um amigo que hoje é bem conhecido nas minhas redes sociais. Ele chegou à nossa casa com seu notebook nas mãos e disse: "Vamos fazer uma viagem e vamos fechar agora".

Perguntei:

— Ok! Mas será no Brasil, né?

Ele respondeu:

— Simmmm... no Brasil!

Ele sangrava os dedos no teclado do notebook, fixado no que estava prestes a fazer. Após minutos, revelou que havia fechado uma viagem para Cancún, no México.

Quase tive um enfarto! Perguntei: "Matheus!!! Quanto ficou isso?". Ele dava risada e falava que estava tudo bem, que havia parcelado no cartão. Ele fechou mesmo e já estava ali fazendo o roteiro e tudo. Seria a primeira viagem internacional das nossas vidas. Meu marido apoiou Matheus. Parecia que só eu estava achando aquilo absurdo.

Ele fechou a viagem para dali no máximo dois meses, se não estiver enganada. Tivemos que nos programar com tudo muito rápido. Era um mundo novo para nós: imigração, avião de grande porte, outro país, outra língua.

Matheus é uma pessoa intensa, vive em uma frequência acima da média. De certa forma, ele acaba injetando isso em nós e, quando percebemos, já estamos fazendo o mesmo que ele.

Ele se tornou um dos nossos melhores amigos por conta de uma adversidade na vida dele. Construímos uma amizade de ouro e com muita confiança.

De presente, ele nos trouxe Amanda (*my doll*, como a chamo carinhosamente). Eles se casaram, e eu a amo muito.

Matheus é filho daquele pastor que eu falei aqui. Aquele que eu xinguei. Veja como o mundo dá voltas!

Partimos para o México. Eu, André, Nicolly e Matheus. Curtimos cada minuto da viagem. Adivinhe qual foi o primeiro item do roteiro que fizemos?

Ma, como o chamamos carinhosamente, sabia do meu sonho em nadar com golfinhos. Colocou no roteiro e foi a primeira coisa que fizemos.

Me joguei em um aquário no mar cheio de golfinhos e, por 1 hora e 20 minutos, brinquei, beijei, abracei, nadei, dancei e me acabei com aqueles bichos lindos e dóceis. Minha filha ficou com medo e não entrou, Matheus ficou observando de fora e André viveu comigo esse sonho dentro daquele aquário.

Então, eu deixo aqui registrado.

Matheus, meu amigo, eu nunca vou me esquecer desse momento que, pela sua ousadia, vivemos. Eu nunca vou me esquecer desse dia que, enquanto eu realizava meu grande sonho, você observava e, sinceramente, não sei o que se passava em sua cabeça. Talvez você nem soubesse o quão grande aquilo era para mim. Talvez você não tivesse a dimensão de que o seu movimento estaria mudando a minha vida, injetando o quanto eu poderia ir longe, o quanto eu era grande. Talvez você não tivesse a noção de que foi escolhido para nos proporcionar aquele momento. André e eu não teríamos feito sem você. Por mais que pensássemos em fazer, não teríamos feito sem seu empurrão.

Gratidão a Deus por sua vida! Gratidão por nossa amizade!

Amo demais você e desejo todos os dias que você seja muito feliz ao lado da sua linda esposa, também minha amiga (*my doll*), Amanda!

Depois disso, não paramos mais. Conhecemos Grécia, Itália, África do Sul e muitos estados brasileiros.

Matheus e Doll, claro, sempre envolvidos nas loucuras.

Não há a menor chance de relembrar esses momentos sem que estejamos todos juntos.

Sonho realizado com sucesso. Amizade construída com respeito e admiração.

# DESENVOLVIMENTO PESSOAL E INTELIGÊNCIA EMOCIONAL

Desenvolvimento pessoal é um processo pelo qual a pessoa se propõe a passar em busca de suas habilidades, competências e talentos para potencializá-los ao máximo. A ideia é que, a partir desse processo, você conquiste objetivos específicos com maior facilidade.

Eu fui buscar todas as respostas que eu precisava. Em 2019, participei de uma imersão de três dias inteiros no curso "Ultrapassando limites", com Rodrigo Cardoso. Foram três dias de muita entrega e doação por parte dele e dos palestrantes convidados.

Nessa imersão aconteceu a virada de chave em minha vida. Ali decidi dar um basta em tudo que me impedisse de viver meus sonhos, meu propósito.

Nessa mesma imersão, assisti à palestra do Marcos Rossi e o conheci pessoalmente. Disse a ele que um dia seria uma palestrante como ele.

Desde então, só fiz correr atrás de tudo o que eu sonhei, sem perder minha fé, minha alegria, meu entusiasmo e, principalmente, meus valores.

Tentei entrar no programa de formação de palestrante do Rodrigo Cardoso, mas não consegui por muitos motivos. Hoje entendo que ainda não era a hora e eu precisava amadurecer mais. Eu era uma consumidora nata de palestras no YouTube, assistia a dezenas por semana para aprender algumas técnicas, sempre mentalizando onde eu queria chegar.

Sempre fui muito reservada com meus sonhos e desejos pessoais. Quase ninguém sabia dos meus projetos, mas eu estava plantando sementinhas por todos os cantos. Assistia às palestras, estudava o comportamento dos palestrantes, trabalhava meu emocional, analisava o mercado desse nicho, ouvia meus seguidores sobre o que falavam sobre mim diante da minha autoridade dentro do meu nicho, lia livros referentes à inteligência emocional, mas sem fazer barulho.

A inteligência emocional é um conceito da psicologia usado para designar a capacidade do ser humano de lidar com as emoções. Para administrar as emoções e conquistar a inteligência emocional, é preciso haver equilíbrio entre as áreas presentes nos dois hemisférios do cérebro: o esquerdo e o direito.

O lado esquerdo do cérebro é o hemisfério racional, que controla os pensamentos lógicos e analíticos, além das funções físicas. O lado direito do cérebro, por sua vez, é mais intuitivo, emocional e criativo.

Quando eu comecei a ter esse equilíbrio, tudo mudou. Observe que, para eu viver uma vida mais leve, plena e realizada, não foi da noite para o dia.

Tem uma frase de Eddie Cantor que diz: "Levei vinte anos para fazer sucesso da noite para o dia". Para eu chegar nesse nível de desenvolvimento pessoal e inteligência emocional, para construir minha autoestima e autoconhecimento, para explorar minha autoconfiança e conhecer os meus valores, eu precisei mergulhar fundo no meu "EU", precisei acessar meu passado pelas lembranças ruins e devastadoras para que eu pudesse usar as ferramentas certas no presente e viver o futuro que imaginava por meio da minha fé. Foram anos buscando esse entendimento.

Para alcançar uma esfera mais alta de consciência, precisamos mergulhar profundamente em nosso interior e renascer libertos dos medos, dúvidas, vícios e conflitos.

Faça esse exercício diariamente por alguns minutos e verá como é libertador. Respire profundamente algumas vezes. Inspire e sopre lentamente até ir relaxando e mergulhando dentro de si mesmo. Feche os olhos e silencie seus medos, preocupações e ansiedades diárias, por alguns momentos. Dê chance à sua paz e à paz do mundo.

# RESSIGNIFICAÇÃO

Ressignificar nada mais é que dar um novo sentido ao que era até então. Seja nos negócios, no relacionamento, na saúde ou em qualquer outra parte da vida. Visto que vivemos de ciclos, como se fossem várias vidas em uma mesma. Sendo assim, é sempre preciso reavaliar e mudar o caminho.

É transformar o que nos parece ruim em algo mais agradável. É ter múltiplos olhares, perceber outros pontos de vista, outros ângulos e considerar todos eles. É dar um novo sentido a alguma coisa, transformar uma experiência ruim em uma força motriz que nos leve a algo positivo.

Quando a mágoa persiste, é hora de procurarmos ajuda. Isso porque esse sentimento pode ter consequências graves.

Como se livrar da mágoa? Deixe o sentimento de rejeição ir embora.

Pare de ruminar sobre os acontecimentos que causaram mágoa. Transforme seu fracasso em sucesso.

Necessário se faz, portanto, mudar o ponto de vista, o ângulo de visão. Quem ressignifica encontra a paz.

Nem sempre é possível ressignificar sozinho uma experiência. Às vezes é preciso o diálogo construtivo que nos permita conhecer o ponto de vista do outro e exercitar a empatia e a compaixão.

Eu estava transformando meu fracasso em sucesso; não sabia, mas seria triunfante.

Com minhas redes sociais engajadas, meus seguidores começaram a me dizer: "Kelly, você leva jeito para se conectar com as pessoas, é comunicativa e pode ter um canal na internet para fazer isso. Pode ser blogueira". Achei engraçada a ideia.

Como eu já tinha minhas redes sociais engajadas, iniciei uma aventura e logo me tornei blogueira.

Acontece que eu queria mais. Eu queria transformar e impactar vidas pela minha história. Então, mudei o rumo: fui estudar.

Comecei a ler tudo sobre desenvolvimento pessoal, inteligência emocional. Mergulhei em livros, cursos, mentorias, até me tornar uma autoridade no assunto.

Me formei palestrante profissional, com todas as técnicas de comunicação. Comecei a entrar para o digital de forma mais intencional e fui entendendo sobre esse mundo que chegou para ficar.

Eu não queria ser apenas uma palestrante, queria ser "a palestrante". Então, aos poucos, fui estruturando meu *storytelling* de maneira que eu pudesse levar aos palcos, transformando vidas e deixando minha mensagem.

A cada palco que eu subia, percebia essa mudança na vidas das pessoas, recebia muitas mensagens de gratidão e ativação. Ao descer do palco, eu era abordada com muitas mensagens nas quais eram reveladas dores e como minha mensagem ajudou uma ou outra pessoa a mudar de vida por meio da minha palestra. Eu estava ativando as pessoas a saírem da procrastinação e tomarem as rédeas de suas vidas. Elas estavam renascendo para uma nova vida.

Então, pude ver o quanto poderia fazer a diferença na vida de muita gente e não parei mais. Tornei-me uma *mindsetter*. Logo estava viajando por todo o Brasil levando minha mensagem, ajudando pessoas.

Com total apoio do meu marido, André, que sempre me acompanhou nas viagens, ajudando com os materiais de fotos e vídeos. Ficava dias em quartos de hotel enquanto eu imergia em treinamentos. Ele investiu pesado no meu sonho.

Aqui também entram, novamente, outras duas pessoas que não seriam novidade: Matheus e Amanda. Desde o primeiro minuto, ambos me apoiaram em absolutamente tudo. Matheus fechava as passagens aéreas e reservas em hotéis. Amanda me ensinava a "blogueirar" e ser espontânea. Pessoas precisam de pessoas.

> *O mais importante nesta vida não é achar que é importante, mas sim dar valor às pessoas que acham você importante. Sem elas ao seu redor, não conseguiria dar conta dessa tal importância.*
> HILÁRIO KATULULU

# MINHA SINGULARIDADE

O que se entende por singularidade? Essa palavra é permeada de significações internas, dotada de um sentido particular, individual, autêntico. Falar de singularidade é falar do mundo interior de cada indivíduo, que se constitui na relação direta que ele tem com a coexistência. À medida que o ser humano vivencia seus modos de experienciação e se relaciona, as questões subjetivas vão se formando e fazendo parte do espaço íntimo do indivíduo. Cada ser tem sua singularidade estruturada de uma forma específica, por isso ela é intrínseca, espetacular e essencial para a nossa evolução como seres no mundo.

A singularidade é um campo de visão individual que pode ser atualizado, percebido e vivenciado de diferentes formas, colaborando para que o ser único perceba sua diferenciação dos demais e se posicione na vida amparado por uma corrente de significações e sentidos singulares.

Embora o vitiligo me traz essa singularidade, afirmo que ele não me define. O vitiligo é uma parte de mim, é parte de quem eu sou, mas não é o que me define.

Atribuo minha singularidade aos meus valores, à minha essência e aos meus princípios. O vitiligo é como se fosse a "cereja do bolo", é meu charme, minha marca, em formato de nuvens que se movem o tempo todo. É possível formar desenhos em meu corpo que se modificam do dia para a noite ou até em minutos, assim como as nuvens mesmo.

Tenho estampado na pele a minha história que é inquestionável. Minhas marcas me lembram a cada minuto de onde eu vim, quem eu sou e para onde vou.

Considero-me uma vencedora, escolhida pelo criador para passar por tantas coisas, e me manter firme e ter escolhido o caminho certo. Mesmo com tantas pedras, cheguei até aqui. Desistir nunca foi uma opção.

A singularidade não se define pela posição social e financeira, não se define pela altura, cor dos olhos, peso, raça, etnia ou cor da pele, mas sim pelos nossos princípios, valores e nossa essência.

Minha essência transpira melanina, enquanto a pele odoriza meu pertencimento, num clamor de liberdade, meu perturbador grito de identidade. Se o seu problema é COR, eu tenho DUAS.

# ME TORNEI UMA *MINDSETTER*

O sucesso, nas mais diferentes áreas da vida, não está exclusivamente vinculado a um talento ou habilidade especial. Na verdade, ele está, principalmente, relacionado ao resultado da maneira como encaramos a vida, ação também chamada de *mindset*, que quer dizer atitude ou configuração mental que cada indivíduo tem.

O termo *mindset* significa "modelo mental", que nada mais é do que a maneira como uma pessoa pensa. É a configuração dos pensamentos. Assim, é a partir daqui que enfrentaremos as mais diversas situações do cotidiano. Também será por meio dele que seremos capazes de tomar decisões.

O conjunto de ideias, crenças e valores que uma pessoa possui é responsável pelo seu *mindset*, que pode ser traduzido como modelo mental predominante. Esse modelo é responsável pela maneira como o indivíduo compreende, enxerga e julga tudo o que acontece em sua vida, motivando decisões e atitudes. Trata-se da percepção que cada um tem da realidade em que está inserido, norteando a vida.

Eu precisei mergulhar dentro do meu EU, reprogramar, ressignificar por meio de livros e mentorias, para me tornar uma *mindset*. Sou curiosa e me questiono sobre tudo. Tenho a necessidade de estar sempre em movimento, adquirindo conhecimento pelos livros e com as pessoas que admiro.

> *Eu não tenho ídolos. Tenho admiração por trabalho, dedicação e competência.*
> AYRTON SENNA

Então, admiro muito o trabalho de alguns *players* do mercado atual. Gosto demais de consumir os conteúdos do Joel Jota, por exemplo, entre outros grandes como Geraldo Rufino, Rick Chester, Tiago Nigro, Rodrigo Cardoso, Marcos Rossi, Hyeser, Paulo Machado e Tathi Deandhela. Cada um com sua história, suas lutas, resiliência que nos ensina dia a dia a não desistir, persistir e investir em conhecimentos.

Todos nós podemos fazer isso.

Tem uma frase no livro de Fernando Moraes, *A arte de pertencer*, que diz: "O mais intrigante é não compreender que não importam as nossas diferenças, somos todos capazes – desde que nos seja dada a oportunidade – de desenvolver nossos dons, talentos e habilidades".

Então, entenda que você também pode. Reprogramar sua mente depende de você. Se livrar das coisas que te fazem mal, liberar o perdão, acessar o passado e usar de combustível para ressignificar e não para sofrer, mudar seu ambiente, hábitos, acabar com aquele "pecadinho de estimação". Se torne um *mindset* e revolucione de vez sua forma de pensar e agir.

# VITIMIZE-SE MENOS

A vitimização pode ser socialmente definida como o hábito de condicionar sentimentos de dó e piedade a si próprio, ou seja, pessoas que atribuem ao outro ou ao universo a culpa por não se sentirem capazes de promover mudanças ou solucionar problemas.

Uma pessoa que se vitimiza geralmente expressa muita negatividade e acredita que seus problemas são causados por mais alguém, além dela mesma. Ela tem certeza de que suas ações não têm nada a ver com a solução de seus problemas, portanto fica totalmente desamparada

Pode até soar estranho falar em "síndrome", mas é isso aí. O vitimismo é como se fosse uma doença que nos acomete em alguns momentos da vida, e o mais curioso é que ela não é provocada por nada nem ninguém além de nós mesmos. Começamos a sofrer desse mal pelas mais diversas razões, e o principal sintoma é a terceirização de responsabilidades. De fato, é fácil identificar um novo surto, basta observar se temos transferido a "culpa" por nossos insucessos e dificuldades a um amigo, ao governo, aos políticos, a Deus, a uma circunstância qualquer. A responsabilidade, para o doente de vitimismo, nunca é dele.

Você precisa passar a enxergar como responsabilidade sua tudo que acontece em sua vida. Quem decide o momento de prosperar e ser feliz é você mesmo.

Para virar a chave assim, você precisa passar a enxergar como responsabilidade *sua* tudo que acontece em sua vida. Quem decide o momento de prosperar e ser feliz é você mesmo. A alegria não está nas coisas, está em nós. Se um projeto pessoal ou profissional será bem-sucedido ou não, depende exclusivamente de você, que é quem detém o poder da mudança, da realização, da ação. Por isso, não terceirize nem continue pensando que no seu mundinho só acontecem coisas ruins ou que o universo conspira contra você. Agindo assim, o máximo que poderá atrair é pena, quando não raiva. Conhece algum vencedor que aprecie a ideia de os outros sentirem pena dele?

Assumir a posição de coitado é incorporar o espírito da desarmonia, do infortúnio, da melancolia. É empobrecer em todos os sentidos e enfraquecer sobretudo a alma. O vitimismo é a pior forma de defesa a que podemos recorrer. É sinal de fraqueza. Quando assumimos papel de vítima, perdemos a capacidade de recuperação, de (re)ação. Na maioria das vezes, quando nossa percepção nos leva a acreditar que a vida tem sido injusta conosco – como se ela nos devesse algo –, perdemos as forças e acabamos desistindo. É um risco que nós não queremos correr, certo?

Saia imediatamente de sua zona de conforto e tenha a coragem de olhar para dentro de si a fim de enfrentar os fantasmas abrigados em sua psique. Abra mão de suas verdades absolutas, supere suas fobias, resolva suas inseguranças, melhore sua autoestima e controle suas obsessões.

VITiligue-se!

# PRATIQUE A GRATIDÃO

Gratidão é um sentimento de reconhecimento, uma emoção por saber que uma pessoa fez uma boa ação, um auxílio, em favor de outra. Gratidão é uma espécie de dívida, é querer agradecer à outra pessoa por ter feito algo muito benéfico por você.

Gratidão ocorre sempre que alguém faz algo que o outro gostaria que acontecesse, sem esperar nada mais em troca, e isso faz com que a pessoa que fez a ação se sinta feliz e a que recebeu também. A gratidão traz junto dela uma série de outros sentimentos, como amor, fidelidade, amizade e muito mais, diz-se que a gratidão é um sentimento muito nobre.

A palavra gratidão tem origem no termo do latim *gratus*, que pode ser traduzido como agradecido ou grato. Também deriva de *gratia*, que significa graça.

E eu sou muito grata a Deus, principalmente! Porque desde quando eu era um bebê, ele já me preparava para ser uma fortaleza!

Sou grata por todas as adversidades que me fizeram crescer e evoluir; sou grata por todo livramento e proteção que me permitiu chegar até aqui para poder contar e impactar tantas vidas.

Sentir-se grato também é associado a um estado de espírito e não se refere somente a bons acontecimentos. A sensação de gratidão pode estar relacionada a todos os acontecimentos da vida de uma pessoa, que pode sentir-se grata também por experiências ruins que lhe trouxeram algum aprendizado.

Assim, a gratidão pode estar relacionada não só às graças ou ajudas recebidas, mas a todas as experiências vividas por uma pessoa durante sua vida e seus relacionamentos.

Gostaria de registrar e pontuar minha gratidão ao Andy (amigo), DJ Andy (profissional), Carol Modelão e ao Pietro; Família que entrou em minha vida para sempre. Amo vocês.

Existem estudos que apontam que o sentimento genuíno de gratidão pode estar ligado à sensação de bem-estar em relação às emoções.

E é como eu me sinto!

# TENHA MENTORES

Originalmente, o termo mentor veio do grego, e se referia à figura mítica de Mentor, amigo e conselheiro de Telêmaco, que o apoiava enquanto o pai estava ausente na guerra de Tróia. Desde então, mentor passou a ser sinônimo de alguém que compartilha sua sabedoria, experiência e conhecimento com colegas menos experientes.

Um mentor não é alguém que vai te pegar pela mão e levar até o sucesso, mas alguém que vai te ajudar a refletir e a entender qual a melhor estratégia para chegar onde deseja. Alguém experiente, que já passou por situações que novos empreendedores vão enfrentar. Sabe aquela história de aprender com os erros dos outros? Mais fácil do que precisar cometer os próprios erros, certo?

As qualidades de um bom mentor são aquelas que dão suporte e encorajamento para que a outra pessoa gerencie seu próprio aprendizado, maximize seu potencial, desenvolva suas habilidades, aprimore sua performance e se torne melhor como pessoa e profissional. Um mentor pode ser um professor, um chefe, um colega, um avô, um poeta, um filósofo ou até um autor de um livro que inspirou você.

De uma forma ou de outra, todos nós tivemos mentores ao longo de nossa trajetória. Próximos ou distantes, reais ou idealizados, percebidos ou não.

Eu, por exemplo, tive meu primeiro mentor aqui na terra aos 7 anos! Lembram do menino que me aceitou no "Clube do bolinha"?

Depois tive meu segundo mentor aos 12 anos, lembram do "Kiko do Chaves"? De quem eu pegava material emprestado na sala de aula?

Aos 22 anos, meu mentor André, o homem com quem eu tive a felicidade de me casar; sempre me direcionou a ser uma pessoa melhor!

Aos 28 anos, meu ainda mentor André, me ajudando a blindar a mente e a enxergar meus valores.

Então, na maior parte da minha vida , fui mentorada por uma só pessoa nessa terra! Por meu marido, André!

Porque, leitores queridos, o menino de 7 anos, o Kiko do Chaves, meu namorado, marido, homem que me ajudou a ser quem sou hoje são a mesma pessoa... André!

Eu me casei com meu mentor!

E até hoje, ele me conduz com seu amor, dedicação, proteção, companheirismo e cumplicidade.

Dedico ao meu maior mentor, Jesus, a gratidão por me amar tanto e ter colocado nesta terra alguém que até hoje se dedica todos os dias para que eu esteja feliz na maior parte do tempo!

Porque felicidade é um estado e eu busco estar feliz sempre! E quando não estou, me fortaleço diante das lutas que só me fizeram crescer como ser humano.

# AO MEU MENTOR E AUTOR DO PREFÁCIO DESTE LIVRO, DENIS CRUZ

Esta dedicatória é para você!

O que vou escrever aqui não é novidade para você, sempre fiz questão de explicitamente lhe expressar meus agradecimentos. O que vou escrever aqui é um relato com o propósito de inspirar outras pessoas.

Sempre acreditei na filosofia "Tabula Rasa", de John Locke. Assim como ele, creio que todos nascemos como um papel em branco, uma tela vazia, pronta para ser escrita e pintada durante a vida, e você me ajudou a escrever e pintar esta história sem nunca exigir que eu fosse sua cópia, mas, sim, me entregando o pincel e me deixando ser livre para pintar.

Admiro você, e o respeito muito!

Conquistar um milhão em dinheiro é muito mais fácil do que conquistar o respeito das pessoas. E é muito menos gratificante.

Você me encoraja a trabalhar incansavelmente e a sonhar alto; me faz ir além. Mentor, amigo, que está sempre com o braço forte estendido, as palavras sábias a orientar e acolher, a mão para ajudar a levantar e o olhar que corrige firmemente o caminho. Como não admirar e respeitar você? O Denis é aquele que te faz ver perspectiva onde só havia dificuldades, ver oportunidade onde só havia problemas, ver aprendizado onde só havia dor, ter esperança no futuro e ação no presente, foco no que se quer e energia no que vale a pena. Desenvolve a espiritualidade, a liderança pessoal e a influência positiva no outro, te faz valorizar a vida, a família e a sociedade. Eu sou grata por se importar comigo, com minha família e com meu negócio. Por me mentorar até hoje. Você faz toda diferença. Deus te ilumine o caminho, te conceda a sabedoria do ser, estar e fazer, e que o progresso e a prosperidade sejam sua melhor companhia.

A você, toda a minha gratidão.

# À MINHA MÃE

---·❋·---

Mãe, percebo e tenho plena ciência de que, muitas vezes, eu te coloquei como autora de algumas lembranças de dor na minha vida em vez de perceber que, sem você, de fato, eu não estaria aqui.

Eu não tinha a sabedoria que eu tenho hoje de perceber que você é a minha mãe e ponto; que fez dentro das suas capacidades e consciência sempre o melhor. Se deixou de fazer algo por mim e se, por vezes, foi tão cruel, foi porque aquilo era tudo que você tinha de capacidade de oferecer diante das circunstancias que vivia. Hoje eu enxergo isso e agradeço a vida que você e meu pai me deram.

Gostaria de te colocar num pedestal da mulher perfeita, te implorando para que você não errasse comigo da forma como errou, mas isso é impossível a qualquer ser humano.

Você, assim como eu, tem medos, dores, inseguranças. Acho que me esqueci disso enquanto te cobrava mais amor, afeto, cuidado e atenção.

Hoje eu reconheço a mulher comum que você é, que faz o seu melhor a cada dia para sobreviver diante das suas lembranças, dentro das suas possibilidades. E sei que existe uma pressão da sociedade para que as mães sejam capazes de dar conta da família, do trabalho, de toda a vida, sem erros. Isto se torna muito pesado, especialmente para nós mulheres.

Eu hoje reconheço isso e não quero perpetuar esse padrão.

Desejo para mim, para as minhas antepassadas e para as minhas sucessoras a tranquilidade de coração de fazer o seu melhor sendo comum. Sendo uma mulher de carne e osso, com tudo o que isso significa.

Decidi por um ponto final e não perpetuar nossa história com minha filha e busquei dentro de mim a melhor mãe que eu pudesse ser para ela.

De certa forma, eu te agradeço por ter me deixado crescer tão livre e sem crenças, isso contribuiu muito para que eu me tornasse quem sou hoje!

Perdão se eu feri seus sentimentos com essa cobrança, perdão se eu não pude ser parecida com você em coisas que você talvez também tenha idealizado quando estava grávida de mim, perdão por não ter te honrado quando você merecia e por ter te julgado quando isso me trouxe dores.

Eu não quero me justificar nem te justificar.

Mas quero que saiba e deixo aqui eternamente registrado que eu não sofro mais com isso e que está tudo bem!

Desejo a você que se perdoe também e que possa viver sua vida leve de coração aberto.

Somos humanos e erramos muitas vezes, até com quem amamos!

Contudo, quero te revelar algo: todas as vezes que me senti diminuída por você, incapacitada, inutilizada... todas as vezes que você me disse que eu não seria nada nem ninguém, eu não acreditei em você! E também não acredito que tenha dito de coração; mas devo te informar que: VOCÊ ESTAVA ENGANADA!

Eu sinto muito por tudo que passou e por tudo que passamos! Mas eu era só um bebê.

E oro todas as noites para que você seja feliz, tenha saúde e paz!

# O QUE APRENDI ATÉ AQUI...

Fatos importantes que marcaram nossa vida jamais devem ser esquecidos, mas guardados em uma caixinha que se chama memória

Nossa vida é uma jornada incrível, recheada de aventuras, alegrias e tristezas. A vida é uma grande escola onde permanecemos em constante aprendizado.

Nada como o tempo para curar as "feridas do coração" e fazer com que um novo e emocionante capítulo comece em sua vida!

Agradeço a Deus por todas as coisas boas e ruins que me aconteceram na vida, pois sei que se o Senhor colocou obstáculos, é porque confiou que eu poderia ultrapassá-los e adquirir sabedoria com eles.

Agradeço por encontrar em meu caminho algumas portas abertas. Ainda que em momentos de revolta não entenda porque outras portas se fecharam, compreendo que o Senhor sabe o que é melhor para mim.

Agradeço pelas lições que tenho aprendido ao longo da minha vida, mesmo que algumas delas me tenham trazido tanto sofrimento. Hoje tenho humildade para aceitar os desígnios do Senhor e mais sabedoria para tentar aprender com a dor.

Hoje sou uma pessoa melhor, mais compreensiva e forte. Hoje tenho maturidade para me reconciliar com os meus erros e defeitos e discernimento para entender as linhas que o Senhor traçou para a minha vida.

Queridos leitores, deixo aqui algumas dicas que fizeram a diferença em minha vida até o momento e que, com certeza, farão na vida de vocês!

Fique em paz com o seu passado, só assim você poderá se concentrar no presente. Não podemos mudar o que já passou, mas podemos aproveitar o nosso aprendizado com os nossos erros e acertos para viver melhor a vida presente e estar mais preparados para o que vem no futuro. Não se importe com o que os outros pensam de você. Quem calça os sapatos e anda com eles é você, por isso faça aquilo que acredita ser o melhor para a sua vida. O tempo cura tudo. Tenha paciência, dê tempo ao tempo. Nunca compare a sua vida com a dos outros, nem os seus resultados com os resultados dos outros. Primeiro, porque você não conhece a trajetória de ninguém a fundo como conhece a sua. Não julgue os outros, não se compare nem se cobre tanto. Pense apenas que as pessoas têm pontos de partida diferentes e que seguem por caminhos diferentes, cada um ao seu tempo. Não pense muito, não fique parado pensando demais nas coisas que aconteceram ou no que deve fazer. Não se deixe paralisar pela dúvida. As coisas acontecem quando você menos espera. Ninguém mais além de você é responsável pela sua felicidade. Você não pode controlar tudo nem é responsável por todos os problemas do mundo. Não se cobre tanto, não se culpe tanto. Busque a paz, perdoe, perdoe-se. A raiva não faz bem a ninguém. Aprendi isso a duras penas! Cuide-se, cuide da sua saúde, trabalhe com dedicação, cultive as amizades duradouras e sinceras. Não aceite a mediocridade e seja excelente em tudo que se propuser a fazer. Controle a ansiedade, ela não vai fazer com que nada se resolva mais rápido. Ame, como se ninguém nunca houvesse feito você sofrer. Trabalhe, como se não precisasse do dinheiro. Dance, como se ninguém estivesse olhando. Cante, como se ninguém estivesse ouvindo. Viva, como se fosse no paraíso!

    Curta o que de melhor a vida lhe oferece com toda intensidade, como se fosse o último dia. A vida muitas vezes é curta, mas mesmo assim seu caminho é longo. Nela aprendemos a sorrir, chorar, amar, sofrer e a renascer para amanhecer e termos um lindo dia.

Sabe qual é o grande mistério da vida? É que só se aprende a viver, vivendo. E cada vida é única! Seria muito fácil se os erros da vida dos outros e os aprendizados pudessem ser transferidos de pessoa em pessoa. Acontece que errar faz parte da vida, só não erra quem nada faz. O grande problema de errar é ver nos erros um fracasso de onde nenhuma lição se pode tirar. São os erros que cometemos que fazem de cada um de nós pessoas singulares, únicas. Muitas vezes nos apegamos tanto aos erros, que passamos a vida tentando corrigi-los sem nunca parar para pensar o que podemos aprender com eles e como acertar da próxima vez. O tempo não para. A vida não volta atrás. E vamos continuar errando. Só não podemos nos dar o luxo de cometer sempre os mesmo erros. Há muitas maneiras diferentes de errar, e cada uma nos traz uma lição. A vida não vem com manual, e se pudéssemos escrever um manual no fim da vida, não serviria para ninguém além de nós mesmos. Todos somos diferentes. Não se condene pelos maus passos que deu no passado. Mas olhe para trás, veja onde está pisando e escolha muito bem o seu caminho no futuro.

Não deixe para amanhã o que pode ser feito hoje; o ontem já passou e o amanhã talvez não chegue.

Seja feliz sempre!

# POSFÁCIO

Tenho certeza de que ao longo desse livro as lágrimas rolaram por seu rosto diversas vezes. Tenho certeza de que você foi impactado de forma profunda por essa história tão inspiradora. Mas talvez você esteja se perguntando: será que eu também consigo? A Kelly é tão forte, tem uma energia que aparece não se esgotar, será que eu vou vencer como ela?

Tenha certeza que sim! Esse livro chegou até você justamente para que saiba que não importa quão difícil esteja a situação, por quantos traumas você já tenha passado, é sim possível virar o jogo.

Como uma pessoa de fé, acredito que Deus tem o poder de transformar maldições em bençãos, e é exatamente isso que você recebeu nesse livro. Uma grande benção. Um presente enviado por Deus para renovar suas forças e te fazer acreditar que, mesmo quando todas as circunstâncias se apresentarem contrárias, é sim possível transformar sua história, ainda que cheia de marcos dolorosos, em uma história extraordinária.

Agora siga o exemplo da Kelly, coloque em prática tudo que aprendeu nessa jornada tão impactante e comece hoje a viver toda a sua singularidade.

**Ricardo Resstel**

# GALERIA DE FOTOS

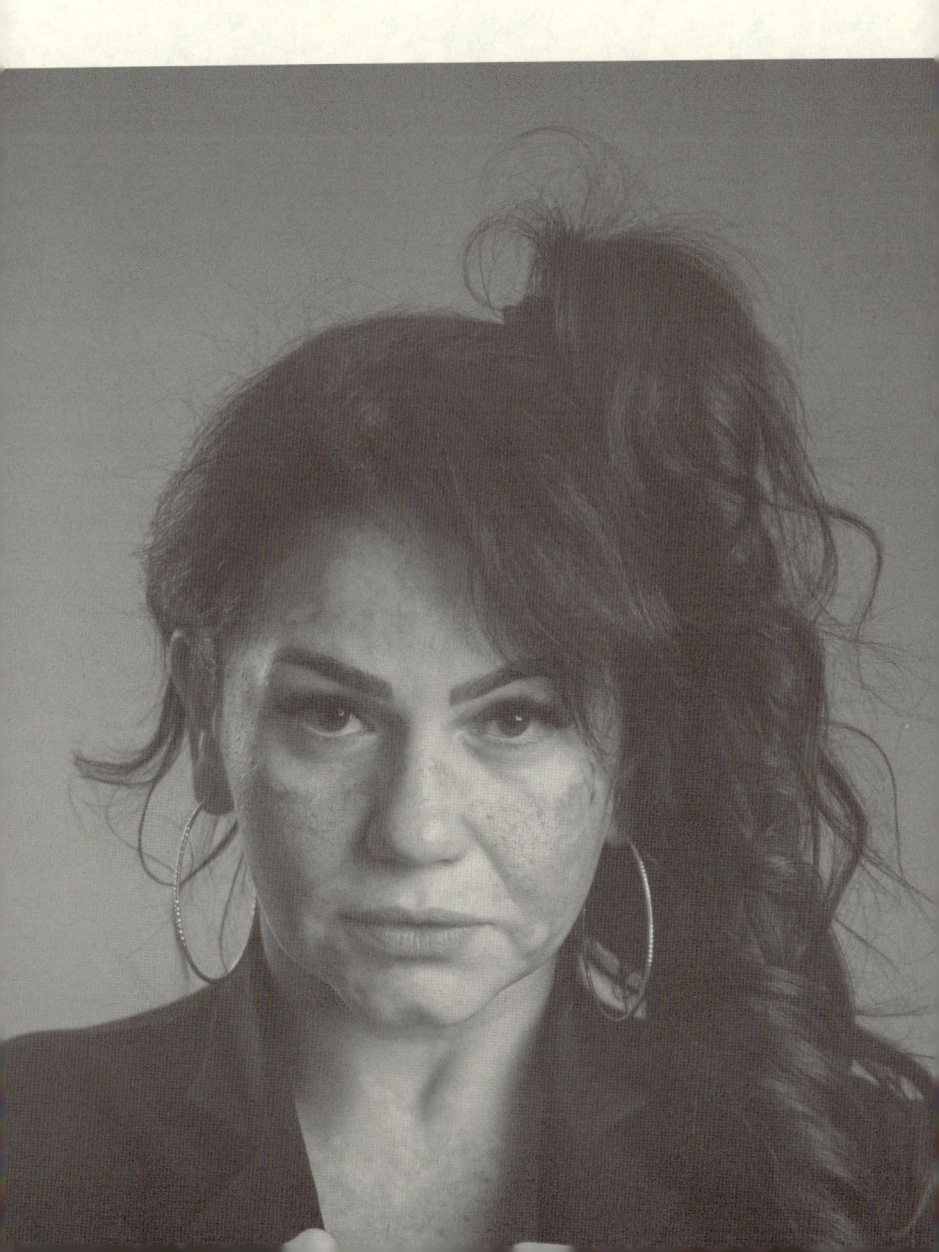

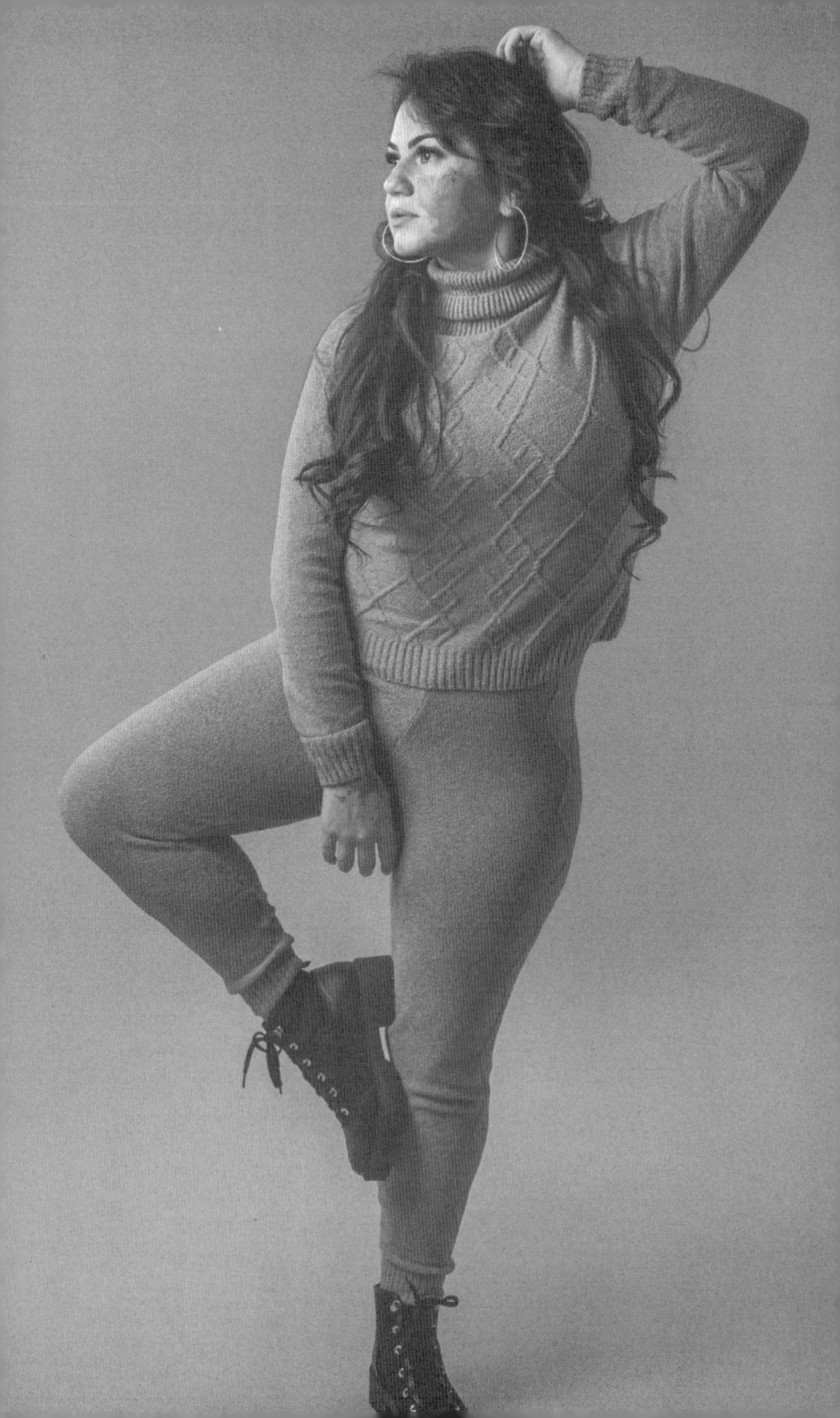

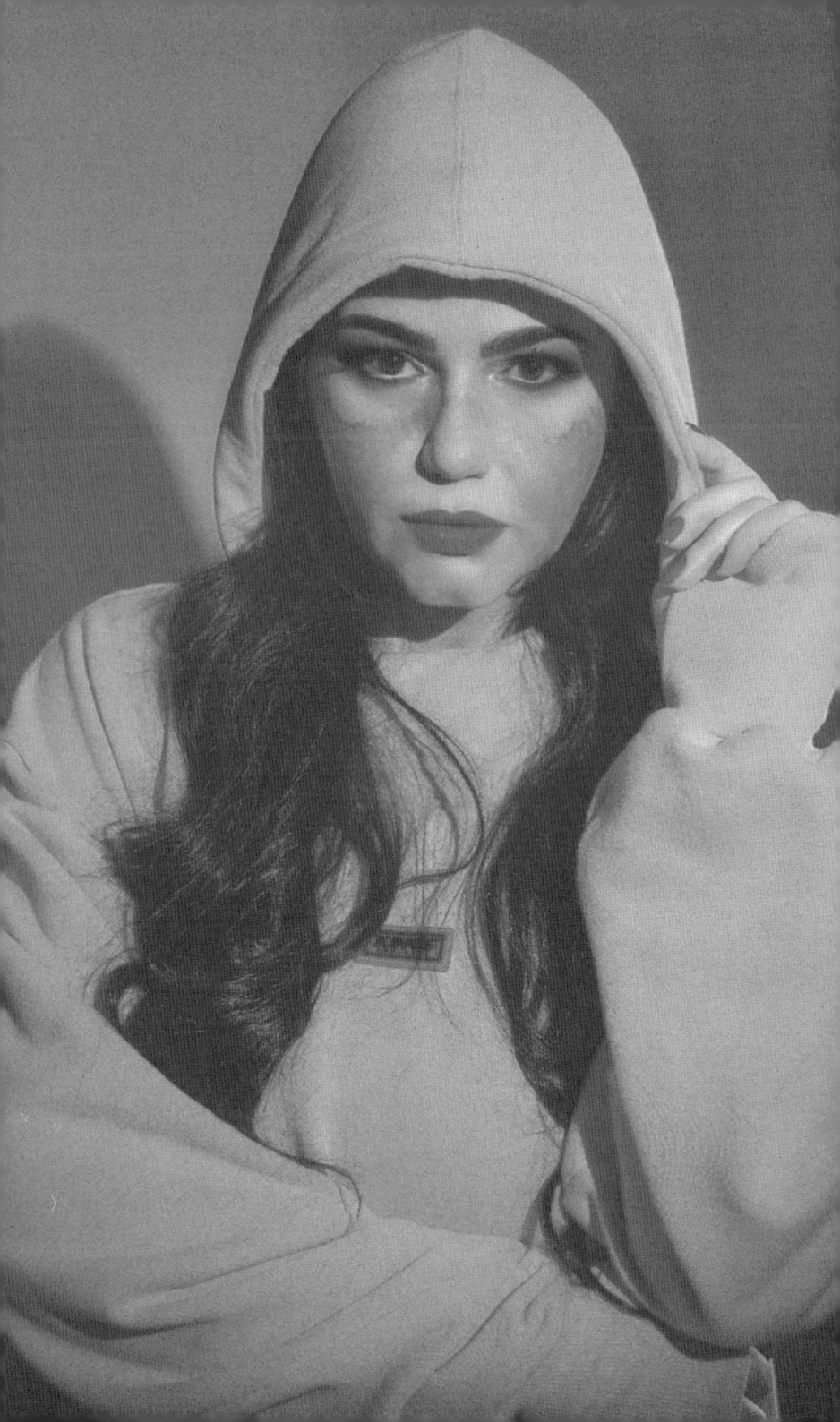

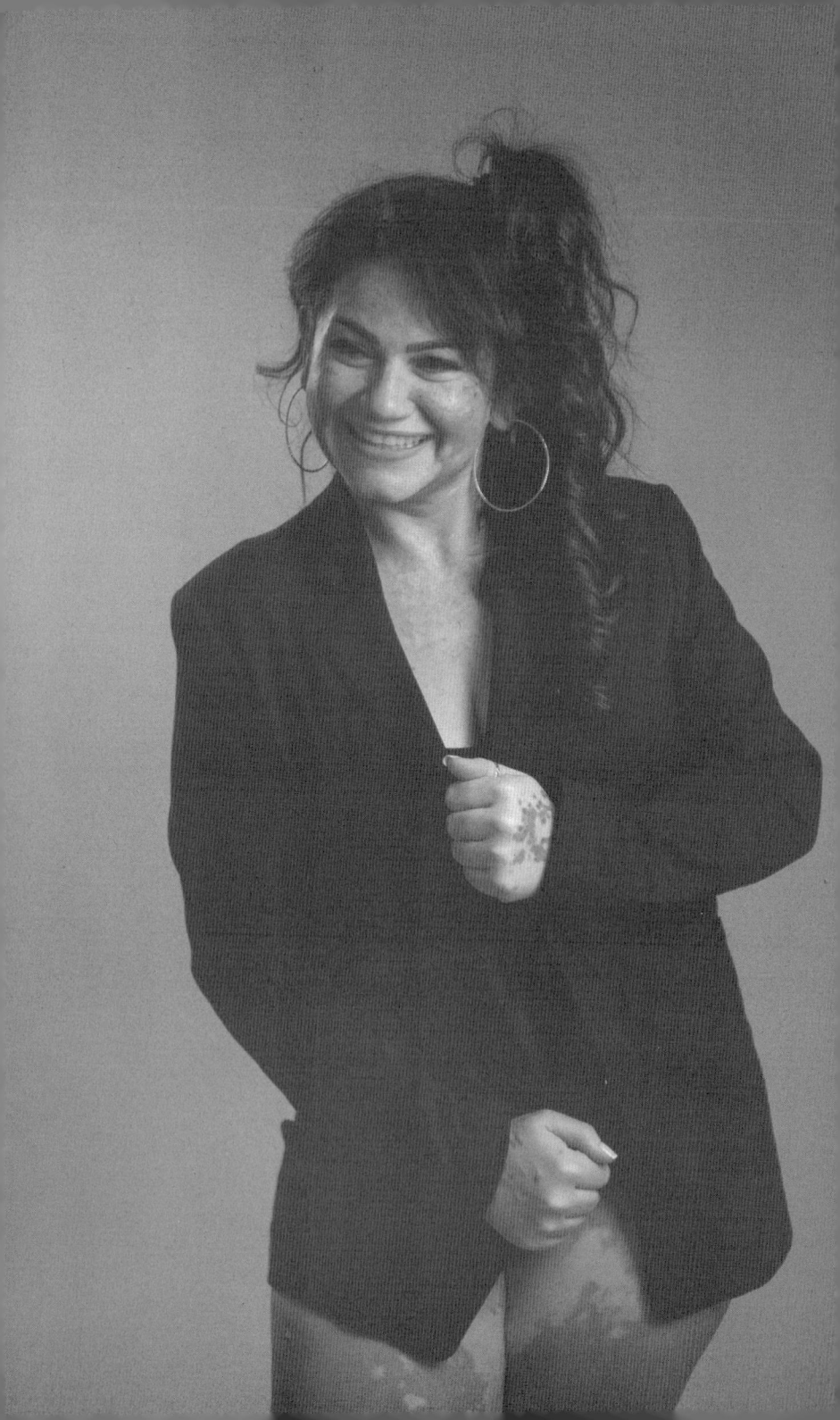

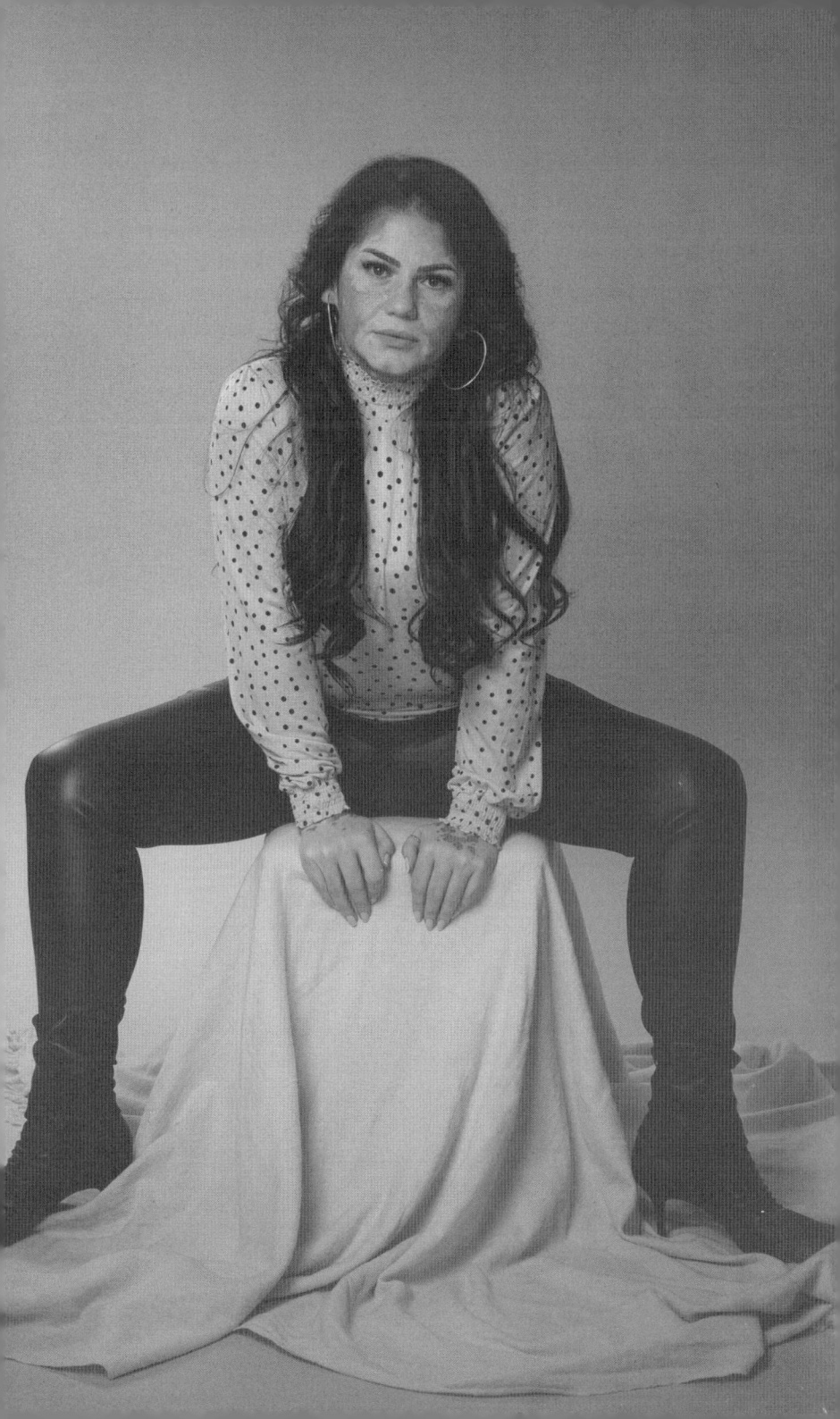